学び始めに最適!!

循環器の
しくみ・はたらき
ゆるっと事典

監修 **坂井建雄** 順天堂大学保健医療学部特任教授
イラスト **德永明子** メディカルイラスト **阿久津裕彦**

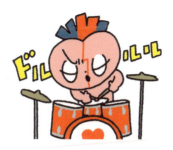

永岡書店

JUNKANKI JITEN

まえがき

人体の生命を支える陰の力持ち、それが心臓と血管です。

　私たちは毎日時々刻々、息を吸ったり吐いたり、肺で呼吸をしていますね。朝昼夜の食事をして、胃腸で食べ物を消化していますね。ときどきトイレに行って出しているオシッコは、腎臓が作った尿ですね。呼吸器も消化器も、そして尿を作る泌尿器も、私たちが生きているために大切な仕事をしていること、これらの内臓が働かなくなったら生きていけないことを、私たちはよく知っています。

　だけれども、呼吸器と消化器と泌尿器という3大内臓が働くだけでは、私たちの身体は生きていくことができません。3大内臓から全身のすみずみまで、生命を支えるのに必要な物質を、滞ることなく速やかに運んでくれる物流システムが必要です。その物流の仕事をするのが心臓と血管、すなわち血液循環システムです。

　心臓は、単純に言えば血液を送り出すポンプですが、とても不思議な臓器です。4つの部屋に分かれた筋肉の袋なのですが、その筋肉は自分で勝手に収縮をするし、奥の方に骨格が隠れているし。何よりも強い圧力で規則正しく血液を送り出すところが不思議ですね。その圧力の強さは、血液を1.5メートル近く押し上げることができるほど、送り出すスピードは1分間で全身の血液が入れ替わるほどです。

　血液は血管を通って全身を巡りますが、行き先の場所ごとに、血管の道筋が決まっています。また送り届けられる血液の量や圧力は、臓器ごとに調節されています。**血液循**

環の特性が分かれば、全身の臓器の特徴も分かってきます。

「しくみ・はたらき ゆるっと事典」のシリーズは、第1弾の「筋肉」が2018年、第2弾の「骨と関節」が2020年、第3弾の「脳と神経」が2022年に出ました。

これまでのシリーズをたくさんの人が手に取ってくれて、分かりやすい、人間の身体のことが好きになったと大きな反響がありました。

そして心臓と血管についても同じように楽しく学べる本がないかと、あちこちから尋ねられました。そんな要望に応えようと作ったのが、今回の本です。

この本をとおして、人体について学ぶ人が心臓と血管を好きになり、知識と理解が広まることを願っています。

2025年1月
坂井建雄

循環器について教えてくれる先生

坂井建雄先生

東京大学医学部助教授や順天堂大学医学部教授を歴任。『プロメテウス解剖学アトラス』(本棚にあるだけで頭が良さそうに見える医学書)や『構造と機能がつながる神経解剖生理学』(世界初の脳科学を基礎から学べる超お役立ち本)など、名だたる書籍の著者でありながら、超初心者の"とんちき質問"にも優しく丁寧に解説してくれる解剖学界のフラッグシップティーチャー。

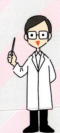

本書の特徴と使い方

本書を"お値段以上にコスパ重視で役立てて"もらうためのコツを紹介します

まずはココをチェック！ 循環系の「ナニ」について解説しているのかがわかるよ

知りたいことがすぐ見つかる

要点をダイジェストで解説。「なんとなく知りたい」「簡単におさらいしたい」ときにぴったり！

タイパを重視したいあなたに

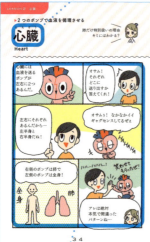

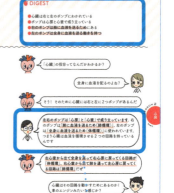

マンガなのにめっちゃ有益

マンガを読むだけでいいかって？ ヘヘ、そこがまさに狙い通り。ズボラなキミの理解を助けるぜ

循環器系は覚えることも多いもの。ビギナーのあなたが「うっ…」とこないように大事なポイントに絞って紹介しています

最重要項目のみチョイス

― 一緒に勉強する"坂井ゼミの生徒"たち ―

オサム

なにごとにも全力投球！の純粋無垢な好青年。「珍回答王」の称号は誰にも譲らない！ 未来の日本を救う真の愛されキャラ

タカ

筋肉&筋トレを熟知したクラスをまとめる優しいボス。年中タンクトップで過ごすのは筋肉自慢でなく「我慢してオシャレ派」だから

なんて読むかわからないと暗記しづらいのよねぇ…。だから英語にもルビをふったの。声に出して覚える勢も安心よね

ルビがあるから記憶に残る

論文とか長文ってどうも苦手っていうキミ！ 本書は会話形式で構成されているから、あっという間に読み切れちゃうんだ

気づけば1冊読み切れる

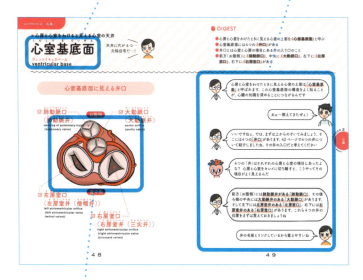

天下一品のメディカルイラスト

無機質なイラストもイヤだけどデフォルメされすぎも困るでしょう？ 本書はカラフルで親しみやすく、かつ正確です

アキコ

みんなのお姉さん役をこなす傍ら、実は深夜ラジオに「ドクターあきこちゃん」のペンネームでネタを投稿する新人ハガキ職人

ヤス

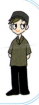

アキコを想い続けて早6年。ゆるっとシリーズの完結が先か、片想い成就が先か…！周回遅れを巻き返したいご様子のイマドキ男子

循環器のしくみ・はたらきゆるっと事典
CONTENTS

LESSON 1　循環器とは　09

循環器の全体像　10
心臓の全体像　12
DJビートが循環器のギモンをロックに解決！　14
DJビートがカラダをはって「血管」を解説！　22
心臓にある血管　24
循環器の役割　28

LESSON 2　心臓　33

心臓　34／心臓の位置　36／心臓の外形　38／
心臓の部屋と弁　40／右心と左心　44／
心臓は右と左にわかれない　46／
心室基底面　48／心臓が拍動するしくみ　52／
心臓は後ろに倒れて左にねじれる　54／
心臓の拍動を左側で感じる理由　58／心臓の内景　60／
心房　62／心室　66／房室弁（帆状弁）　68／
動脈弁（半月弁）　72／心臓の壁　74／心膜　76／心嚢　78／
心タンポナーデ　80／心臓にある血管　82／冠状動脈　84／
冠状循環　86／虚血性心疾患　88／冠状静脈洞　90／
冠状静脈洞に戻らない血液　92／
心臓の拍動　94／心筋細胞　96／
デスモソーム　98／ギャップ結合　100／
心房と心室の時間差　102／刺激伝導系　104／不整脈　110／
心電図　112／心電図で見る不整脈　116／
心電図で見る心筋梗塞　118

LESSON 3　血管　121

血管のセグメント　122　／弾性動脈　124　／
筋性動脈　126　／毛細血管　128　／
静脈　130　／血管の構造　132　／
全身の動脈と静脈　134　／
坂井先生＆ビート流 全身の動脈をスマートに解説！　138　／
大動脈　140　／上行大動脈　142　／
上行大動脈から出る枝　144　／大動脈弓　146　／
大動脈弓から出る枝　148　／胸大動脈　150　／
胸大動脈から出る枝　152　／腹大動脈　154　／
腹大動脈から出て腹部消化器へ向かう枝　156　／
腹大動脈から出て泌尿生殖器へ向かう枝　158　／
腹大動脈から出る細かい枝　160　／総腸骨動脈　162　／
総腸骨動脈から出る枝　164　／
坂井先生＆ビート流 全身の静脈をシンプルに解説！　166　／
浅い静脈と深い静脈　168　／上大静脈　170　／
上大静脈に流れつく枝　172　／奇静脈　174　／
下大静脈　176　／下大静脈に流れつく枝　178　／
肝静脈　182　／
坂井先生＆ビート流 臓器の血管をシンプルに解説！　184　／
肺動脈・肺静脈　186　／肺循環　188　／
腹部消化器の動脈　190　／門脈　194　／
肝動脈・肝静脈　196　／肝臓の役割　198　／
腎動脈・腎静脈　202　／生殖器の血管　204　／
脳の動脈　206　／大脳動脈輪（ウィリスの動脈輪）　208　／
硬膜静脈洞　210　／上肢の動脈　212　／
上肢の深静脈　214　／上肢の皮静脈　216　／
下肢の動脈　218　／下肢の静脈　222　／
筋ポンプ・呼吸ポンプ　226　／血圧　230

LESSON 4　胎児循環・リンパ管　235

坂井先生＆ビート流 胎児循環をスリムに解説！　236 ／
胎児の循環系　238 ／臍動脈・臍静脈　240 ／
胎児の循環系システム　242 ／
成人の循環系への移行　244 ／
胎盤（脱落膜・絨毛膜）　246 ／
リンパ管　248 ／リンパ節・リンパ小節　250 ／
膠質浸透圧　252 ／

索引　254

LESSON 1

循環器とは
[What is the circulatory system?]

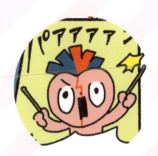

LESSON 1 循環器とは

▶命をつなぐ回路システム

循環器の全体像

ワットイズサーキュラトリーシステム
What is circulatory system?

循環器って心臓のことだけじゃないの

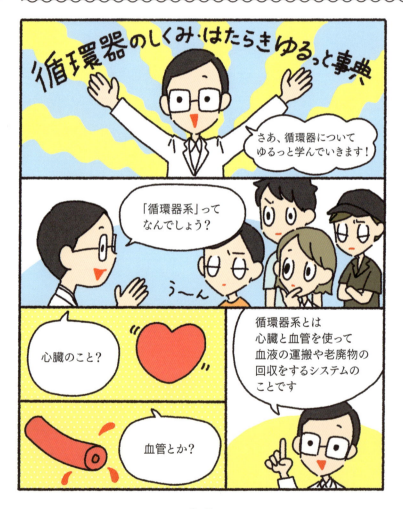

循環器系の全容

本書では心臓と血管を中心に学んでいきますよ

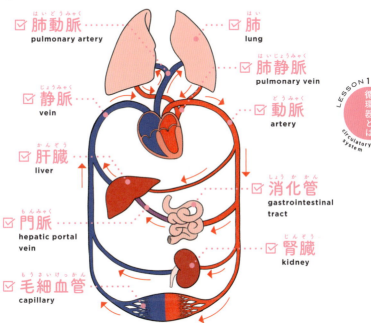

LESSON 1 循環器とは circulatory system

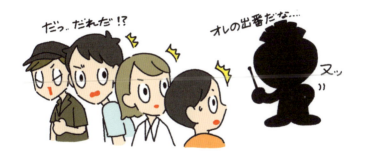

心臓の全体像

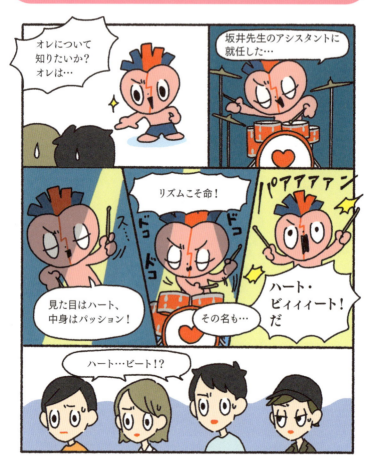

今日から坂井先生をサポートする "迷" アシスタント

ハート・ビート
リズムとパッションの塊。ハートに刺さるビートで人気を博す現役ドラマー。最高にロックな解剖学に魅力を感じて坂井先生に弟子入り。座右の銘は「no beat no life」。

心臓ってこんな感じ

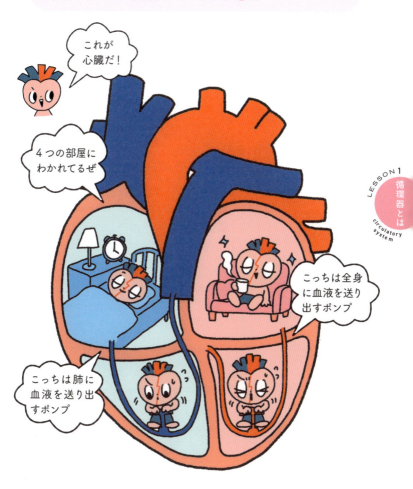

LESSON 1 循環器とは circulatory system

実はビートくんはラジオDJもやっているんですよ

DJビートが循環器のギモンをロックに解決！

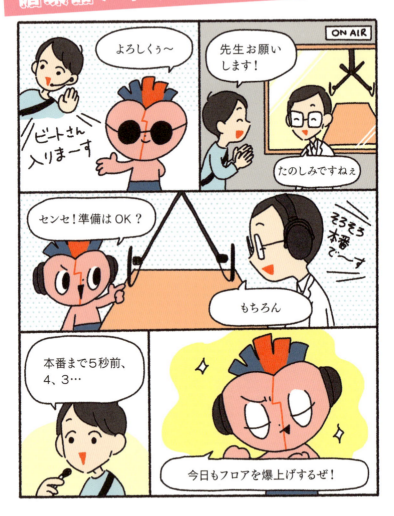

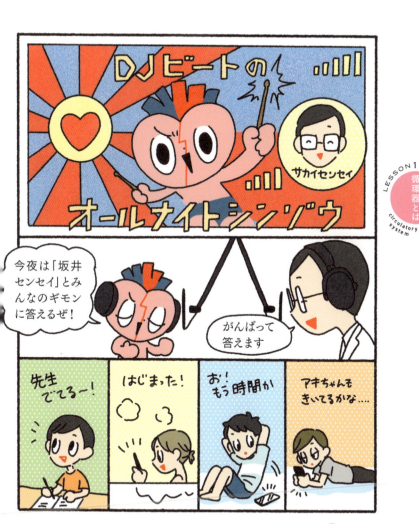

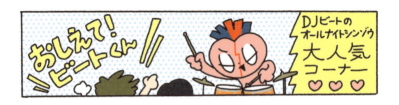

ギモン① 心臓はどこにある？

「心臓はカラダの真ん中にある」と聞きました。でもビートはカラダの左側で鳴ってるよね？ ワタシの心臓の位置がヘンなの？
(R.N ベニクラゲ 小笠原諸島／1歳／女)

いつもオレのビートを感じてくれてサンキュー！
でも安心してくれ、キミの心臓の位置はヘンじゃないぜ！

心臓は真ん中にあるけど、先っぽが左側にあるんです。実は心臓って後ろに倒れて左にねじれていて…詳しくお話しすると、まずそもそも……

ちょっ！ストップストップ！
そんな難しい話はあとにしようぜ

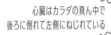
心臓はカラダの真ん中で
後ろに倒れて左側にねじれている

おっと…失礼失礼

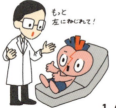
もっと
左にねじれて！

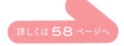
詳しくは**58**ページへ

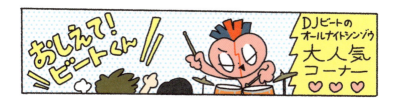

ギモン②　心臓ってどんな臓器？

> ビートくんの声ファンです！ ビートくんって身長はどのぐらい？ どんな顔をしてるの？ でも一番気になるのはビートくんの触り心地です。ふわふわ？
> （R.N やきとりもだいすき 宮崎県／20歳／男）

LESSON1 循環器とは circulatory system

 オレの触り心地が気になる？照れちゃうなぁ

焼き鳥がお好きなリスナーさんなので今度「ハツ」を購入してみてください。それを指でチョンチョンとすると、**ちょっと固めでぬるっとしている**はず。それがビートくんの触り心地です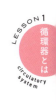

 オレってヌルッとしてるの！？

ちょっと固めでぬるっとした触り心地

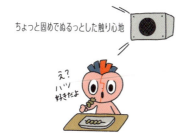

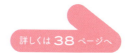
詳しくは **38** ページへ

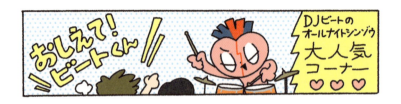

ギモン③　心臓にも骨格がある？

ビートはんは今まで「骨のない軟弱なオトコ」やおもて好きじゃなかったんやけど、あるらしいな「骨格」！せやから毎週リアタイするで！
（R.N ジョッシュボーン 大阪府／22歳／骨）

ずいぶんと正直なリスナーさんですね（苦笑）。でも、確かに心臓にも骨格があることを知っている人は少ないですね

そう、**心臓の骨格は「心室基底面」ってとこにちゃんとあるんだ**

だから形が崩れないし、拍動できるんです。知らなかった人も多いのではないですか？

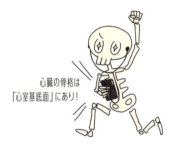

心臓の骨格は「心室基底面」にあり！

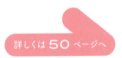

詳しくは **50** ページへ

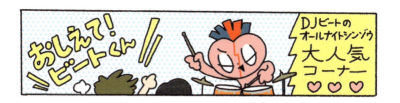

ギモン④　心臓はなぜ左右にわかれている？

大学で循環器の勉強をしています。心臓が左右にわかれている理由を教えてください。このお便りが読まれたら友達に自慢するね！

（R.N ドクターアキコちゃん 東京都／20歳／女）

LESSON 1 循環器とは circulatory system

アキコ！ オレのこと勉強してくれているなんて感動だよ。心臓が左右にわかれているのは役割分担があるからだ

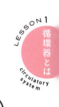
肺へ血液を送り出すのが右側、全身に血液を送り出すのが左側の役目ですね

そう！ だから容積は右も左も一緒。でも左側の方がうんと厚みがあるんだなぁ。その理由がわかるかな？

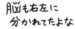
脳も右左に分かれてたよな

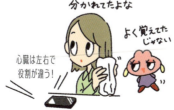
よく覚えてたじゃない

心臓は左右で役割が違う！

詳しくは**44**ページへ

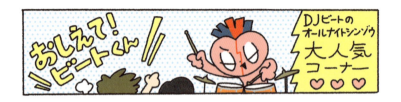

ギモン⑤ 心臓にも血管がある？

最近、心臓にも血管があるという都市伝説が広まってますよ！　そんなわけないですよね？　公式コメント待っています！
（R.N ゾンビーズ アメリカ／25歳／男）

キミ、ちゃんと生きているか…？ビートを感じているよな？

心臓にもちゃんと血管が通っていますよ。 心臓にも血液が必須！　血管がなければ心臓自体も動くことができませんね

ラジオネームがゾンビーズ…。ていうかおい、このラジオアメリカでも流れてるなんて聞いてないぞ（怖）

心臓にも動脈と静脈が通っている！

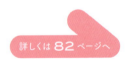
詳しくは**82**ページへ

< 99+ 坂井ゼミ循環器(5) 🔍 📞 ≡

 みんな「オールナイトシンゾウ」聴いてる？ワタシのメッセージ読まれたわ！！

 聴いてるよ〜すごいねアキちゃん

 なんで左側の方がうんと厚みがあるのか明日坂井先生に聞いてみようぜ！

 それより最後のお便り怖くね？

 心臓に血管がないと思ってるヒトなんているのかしら？

 …………

 オサム…まさかオマエか？

 まさか…！

 まさか…！

 まさかぁ…？

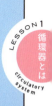

LESSON 1
循環器とは
circulatory system

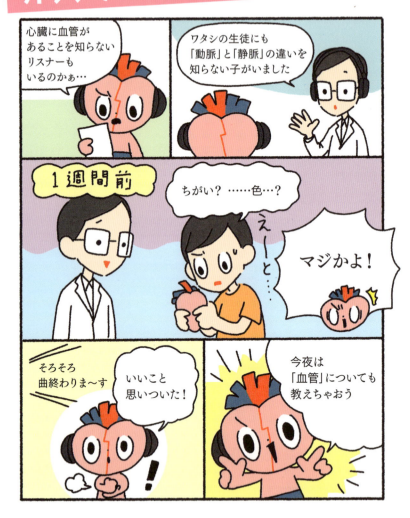

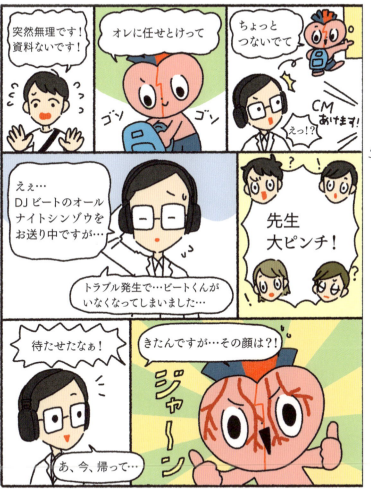

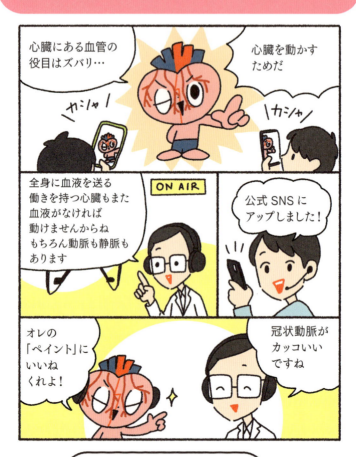

心臓の動脈ってこんな感じ

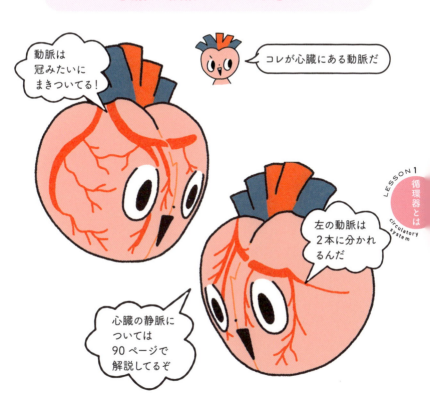

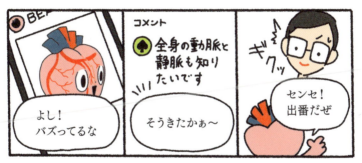

全身の動脈と静脈ってこんな感じ

今夜は大盤振る舞いだ！ 全身の血管についても紹介しちゃうぜ。凄いだろ？全身にめーいっぱい張り巡らされてるんだ

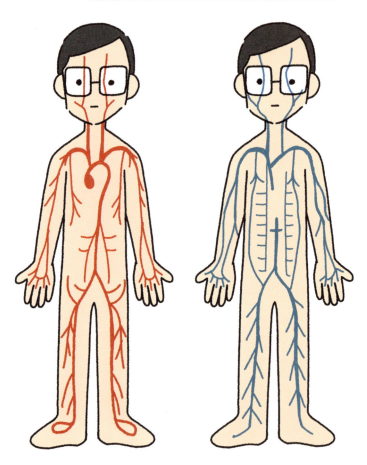

まさに**血管**は「**生命インフラ**」。だから、この交通網が詰まったり切れたりすると大変なことになっちゃいます

心臓から出た血液は「手足の筋肉」「消化器」「腎臓」「脳」などに運ばれていくぞ

手足の筋肉へ運ばれた血液は筋肉たちに酸素を与え、胃腸や肝臓など消化器に運搬された血液は栄養吸収を助けます。また、尿の排出を行う腎臓や人体の司令塔である脳の働きも血液なくしては成り立ちません

LESSON 1 循環器とは circulatory system

それに「血管」っていっても種類がいろいろあるんだよな？

そうですね！ 心臓から送り出された血液を運ぶのは「動脈」。心臓に血液を戻すのは「静脈」。これはさすがにみなさんもご存知でしょう。でも、動脈と一口にいっても分布領域によって構造は異なります。太くて大きいものもあれば、そこから**枝分かれした先にある細くてペラペラな**「**毛細血管**」なんていうものもありますね

そうそう！血液循環がスムーズにいくためには、適材適所の血管が必要なんだ

LESSON 1 循環器とは

▶循環器は何をしている？

循環器の役割

悩める子羊ちゃんたち集まれ！

ワットイズザロールオブザサーキュラトリーシステム
What is the role of the circulatory system?

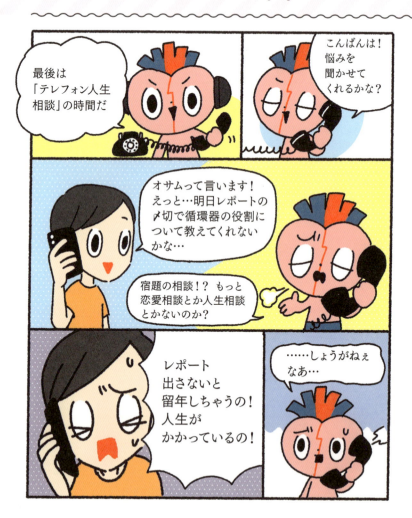

🔥 DIGEST

- ヒトをはじめとする生命体は外界との物質交換が常に必要である
- 物質交換は三大内臓（呼吸器、消化器、泌尿器）が行っている
- **循環器の役割は、三大内臓が外界と出し入れしている物質を全身に速やかに分配すること**だ

〜〜〜〜〜〜〜〜〜〜〜〜〜〜〜〜〜〜〜〜〜〜〜〜〜〜〜〜〜〜〜〜〜〜

LESSON 1　循環器とは　circulatory system

そもそもオサムくんは「生命体」と「人工物」の違いってなんだと思いますか？

しゃべるか…しゃべらないか…？

おーいオサム〜最近はしゃべる機械だってあるぞ？

生命体は「絶えずエネルギーを消費しつづけながら生きていくもの」です。たとえば自動車は1ヶ月ぐらい放置しても動きますよね。でも、もしオサムくんが「しばらく使わないからそこで寝てて！ あ、もちろん飲み食いもしないでね」と言われたらどう？

飲み食いしなかったら死んじゃう！　

そう、生きるためにはエネルギーを獲得する必要があります。ではどこからエネルギーを獲得しますか？

……空気とかごはん？　

空気も栄養もカラダの外から取り入れるよな？ つまり**ヒトは外界からエネルギーを得ないと生きていけないんだ**

なるほど…！　

29

だからヒトをはじめとする生命体は、外界との物質交換を常に行っているんです。その**物質交換をやっているのが、三大内臓（呼吸器、消化器、泌尿器）です**

ん？ 心臓って三大内臓じゃないの？
ビートくんたいしたことな…あ、いや…

…今「たいしたことない」って言おうとしたろ！ 外界と物質交換をしたら、それを三大内臓がひとりじめするわけにはいかないだろ？全身に配らないといけないんだ

それをビートくんがやってるのか！

そう！ 循環器の役割は「**三大内臓が外界と出し入れしている物質**」を「**全身に速やかに分配すること**」なんだ

ビートくんありがとう！ 死ぬまでビートくんのビートを聞き続けるって約束します！

お、おう…。ま、死んだら聞けないっていうか、それが生きてる証拠っていうか……。まぁいいや！

そろそろお別れの時間ですね。
この時間のお相手は坂井センセイと…

みんなのハートにビートを刻む
DJビートでした！ またな！

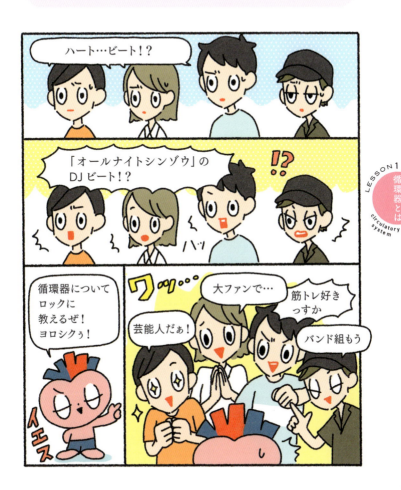

いつかきっと役に立つ小話

坂井先生の「ありがた〜いお言葉」

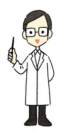

心臓から飛び出した直後の血液の勢いは「1.36m」

　血圧の単位は「mmHg（ミリメートル・エイチ・ジー）」で表されます。この「Hg」とは元素記号で「水銀」を示します。つまり血圧の高さは水銀柱の高さに基づいているのです。「なぜ水銀が突然登場するのか…？」と、不思議に思ったあなたに解説しましょう。

　実は、昔は、血圧を測る際に水銀柱で満たされた計測器を使用していました。「水銀柱が100mm垂直に押し上げられれば、血圧は100mmHg」こんな具合です。とはいえ、水銀を100mm押し上げる力はイマイチ想像がつきませんね。ここで参考になるのが、水銀は水の13.6倍の重さがあるということです。心臓から送り出された血液の平均的な圧力は水銀柱で100mmです。水の柱に置き換えれば1.36mになります。やや物騒な例えで恐縮ですが……首の動脈をピッと切って1.36mの血液が噴出する力ということになります。それだけの勢いでもって血液は常日頃、送り出されているのです。

知っても得はしない ありがた〜くはないお言葉

血圧測定のときに腕に聴診器をあてるのは
血管壁の振動で発生するコロトコフ音を聞いてるの
（看護師さんの暇つぶしじゃないんだゾ）

LESSON 2

心臓
[heart]

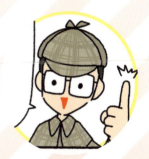

LESSON 2　心臓

▶2つのポンプで血液を循環させる

心臓
しんぞう
ハート
heart

肺だけ特別扱いの理由キミにはわかる？

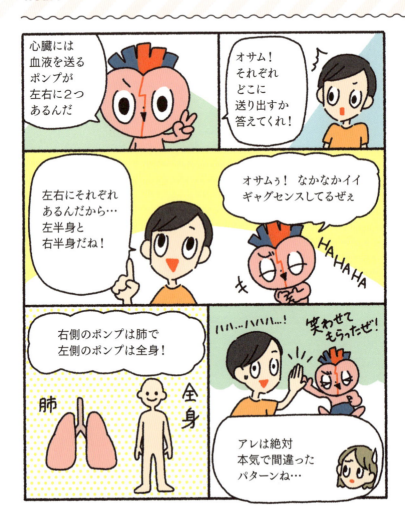

🫀 DIGEST

- 心臓は右と左のポンプにわかれている
- ポンプは「心房」と「心室」で成り立っている
- **右のポンプは肺に血液を送るためにある**
- **左のポンプは全身に血液を送る働きを持つ**

「心臓」の役目ってなんだかわかるか？

全身に血液を配るのよね？

そう！ そのために心臓には右と左に2つポンプがあるんだ

左右のポンプは「心房」と「心室」で成り立っています。右のポンプは「肺に血液を送るため（肺循環）」、左のポンプは「全身に血液を送るため（体循環）」に使われています。つまり心臓は血液を循環させる2つの回路を持っているんです

左心室から出て全身を巡って右心房に戻ってくる回路が「体循環」、右心室から出て肺を通って左心房に戻ってくる回路は「肺循環」だぜ

心臓はその回路を動かすためにあるのか！
車のエンジンみたいな感じか？

そのとおり！ ここからはヒトのエンジンである「心臓」について学んでいきますよ

LESSON 2　心臓

▶カラダの真ん中？ 左側？
心臓の位置
ハートポジション
heart position

真ん中にあるなんて知らなかったぞ…！

心臓の位置

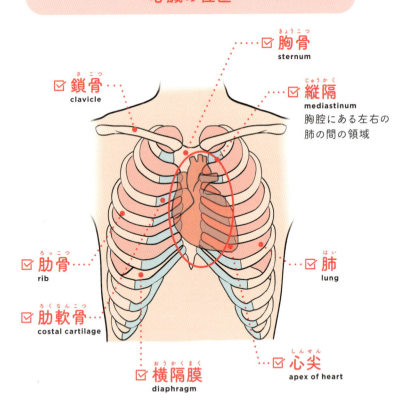

- 胸骨 sternum
- 鎖骨 clavicle
- 縦隔 mediastinum
  胸腔にある左右の肺の間の領域
- 肋骨 rib
- 肺 lung
- 肋軟骨 costal cartilage
- 横隔膜 diaphragm
- 心尖 apex of heart

36

🫀 DIGEST

- 心臓はカラダの真ん中に位置している
- **心臓は胸壁の胸骨と肋軟骨の後ろにある**
- 具体的には胸腔の中で左右の肺に挟まれた「縦隔」に位置し、心膜に包まれている

まずは心臓がどこにあるのかを見ていきましょう。**心臓は胸骨と肋軟骨の後ろ側、左右の肺に挟まれた縦隔に位置しています**

「縦隔」っていうのは胸腔(胸の内部)の中央部分のことだぜ。ここは心臓がある場所でもあるけど、大きくて太い血管や気管支、食道の通り道でもあるんだ

心臓って思っていたよりカラダの奥の奥にあるんだな

そりゃあな! 車がエンジン丸出しで走ってたら怖いだろ?

たしかに…。それに心臓ってホントにカラダの真ん中にあるのね。ドキドキを感じるのは左側なのに不思議ねぇ

その秘密は58ページで詳しく解説しますからちょっとだけ待っていてくださいね

37

LESSON 2　心臓

▶ 握り拳ぐらいの大きさで円錐形

心臓の外形
shape of the heart
シェイプオブザハート

心臓を「♡」で表すのは中世時代からなんだって

心臓の外形

☑ **心底**
base of heart
円錐の底

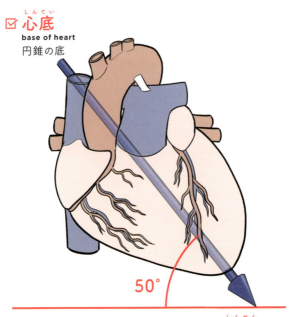

50°

☑ **心尖**
apex of heart
円錐の頂点

このイラストはほぼ「実際の心臓」と同じ大きさだぜ！

❤ DIGEST

- ●心臓は握り拳ほどの大きさをしている
- ●形はやや丸みを帯びた円錐形である
- **●円錐の頂点にあたる部分は「心尖」と呼ばれて左前下にある**
- **●円錐の底にあたる部分は「心底」と呼ばれて右後上にある**
- ●心臓の中でもっとも大きく動くのが心尖である

心臓は少し丸みを帯びた円錐の形をしています。大きさはだいたいヒトの握り拳ぐらいですね。そして、この**円錐形の先っぽ（下側）を「心尖」、反対側（上側）を「心底」と呼ぶことを覚えておきましょう**。この心尖が心臓の中でもっとも大きく動く場所なんですよ

あらためて見ると心臓ってちょっとヘンな形してない？ なんか斜めになってるっていうかさ…

たしかにな。肺とかって…なんていうかこう…垂直に配置されてるよなぁ？ 心臓は先っぽが横に向いちゃってるもんな

おお…！さすがだ！ 坂井ゼミの生徒は目のつけどころが違うぜぇ！！

え？ なになに？ ほめられた？

そう、**実は心臓ってとっても「ひねくれてる」**んです。これがあとでポイントになってきますからね。まずは心臓の４つの部屋について解説しましょう

ひねくれてる…どういうことかしら…？

LESSON 2 心臓

▶ 右心と左心にある4つの部屋と4つの弁

心臓の部屋と弁
チャンバーズアンドバルブズインザハート
chambers and valves in the heart

心臓の4つの部屋

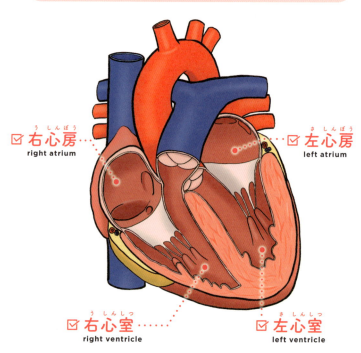

- ☑ 右心房 (うしんぼう) — right atrium
- ☑ 左心房 (さしんぼう) — left atrium
- ☑ 右心室 (うしんしつ) — right ventricle
- ☑ 左心室 (さしんしつ) — left ventricle

心臓にある2つのポンプは、それぞれ「**右心**」「**左心**」と呼ばれます。このポンプは心臓にある4つの部屋と4つの弁から成り立っています

🫀 DIGEST

- 心臓の2つのポンプは「右心」「左心」と呼ぶ
- ポンプは4つの部屋と4つの弁から成り立つ
- 部屋は「右心房」「右心室」「左心房」「左心室」で、「右心房」と「右心室」で「右心」、「左心房」と「左心室」で「左心」となる

部屋の名前は「右心房」「右心室」「左心房」「左心室」だ。「右心房」と「右心室」がセットになって「右心」、「左心房」と「左心室」がセットになって「左心」を構成してるんだぜ

それぞれのポンプがどのように血液を送り出しているのかは次のとおりです

LESSON 2 心臓 heart

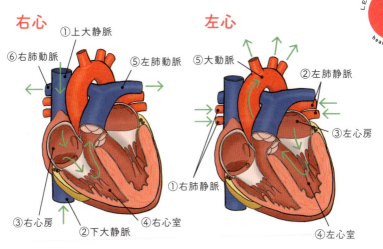

右心
①上大静脈
⑥右肺動脈
⑤左肺動脈
③右心房
②下大静脈
④右心室

左心
⑤大動脈
②左肺静脈
③左心房
①右肺静脈
④左心室

①上大静脈／②下大静脈→③右心房→④右心室→⑤左肺動脈／⑥右肺動脈

①右肺静脈／②左肺静脈→③左心房→④左心室→⑤大動脈

ここからは4つの弁について解説します。
それぞれの**心房と心室の間を隔てているのが**「弁」です

心臓の4つの弁

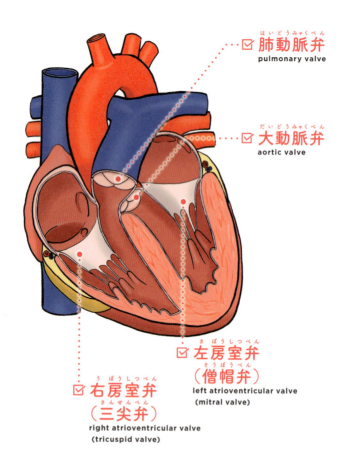

☑ 肺動脈弁
pulmonary valve

☑ 大動脈弁
aortic valve

☑ 左房室弁
（僧帽弁）
left atrioventricular valve
(mitral valve)

☑ 右房室弁
（三尖弁）
right atrioventricular valve
(tricuspid valve)

心房と心室の間にある弁が「**右房室弁**」と「**左房室弁**」、そして心室と動脈の間にある弁が「**肺動脈弁**」と「**大動脈弁**」です。名前を見ればどこにある弁なのかすぐわかりますねぇ

右房室弁と左房室弁にはそれぞれ別名があって**右房室弁は「三尖弁」、左房室弁は「僧帽弁」**ともいわれるんだ

そもそも「弁」ってなにもの？

血液の逆流を防ぐ装置さ！ でも房室弁と動脈弁では、そのしくみがちょっと違うんだぜ

そうなんです。弁については68ページで詳しく解説します

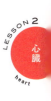

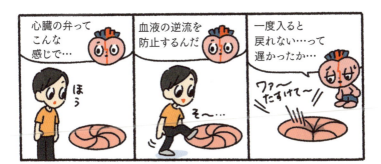

LESSON 2　心臓

▶左右で異なる役割
右心と左心
ライトハートアンドレフトハート
right heart and left heart

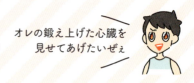

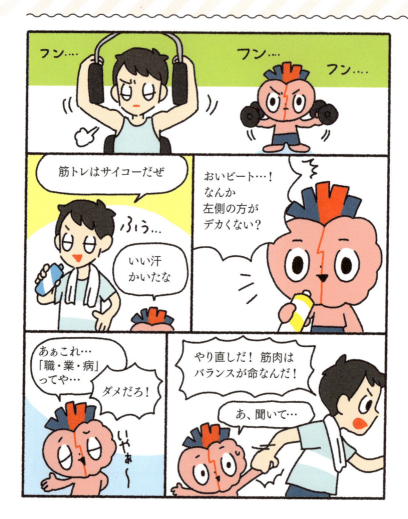

🩸 DIGEST

- 右心と左心はそれぞれ役割が異なる
- **右心は肺に血液を送る役目を持ち、左心は全身に血液を送る役目がある**
- 右心と左心の容積や血液排出量はほぼ同じである。しかし左心の方が筋肉量が多い

右心には肺へ血液を送り出す役割があり、左心には全身に血液を送り出す役目があります。それぞれ役割分担が異なるので、心臓は右と左できっちりと分かれています

「右心」と「左心」の構造に違いはあるの？

送り出す血液量はほぼ一緒なんですが、実は左心の方が筋肉量が多いんです。容積は同じだけど厚みが違う。なぜだと思います？

やっぱり筋トレのメニューがよくないんだ…

ダカラチガウッテ…！

肺に送り出すときと全身に送り出すときでは圧力が違うからです。肺は心臓のご近所さんなので、少ない圧力で簡単に送り出せます。**全身に血液を送り出して戻ってくるまでには約1分ぐらいかかりますが、肺に送り出して戻ってくるまでは数秒程度しかかかりません。**だから右心の方がスリム！

LESSON 2 心臓

▶ 役割は違うけどセパレートはしない

心臓は右と左にわかれない

ザハートイズノットセパラブルイントゥレフトアンドライト
The heart is not separable into left and right

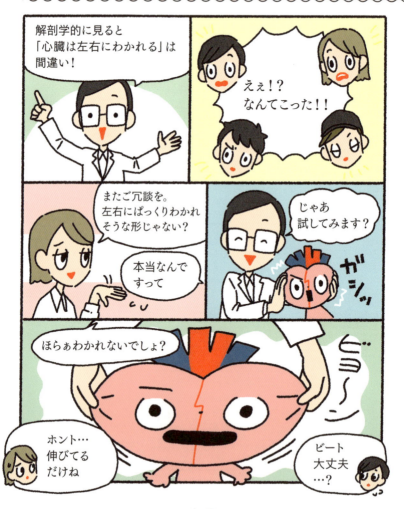

🔥 DIGEST

- ●右心と左心の役割は異なるが、心臓を解剖しても左右にきっちりわかれることはない
- ●しかし「心室」と「心房」をキレイにわけることはできる
- ●**心房を取り外した心室の上面を「心室基底面」と呼ぶ**

ここまで、やれ「右心」だ「左心」だと、さも心臓が左右にわかれるようなお話しをしてきましたよね？ けれど**解剖学的には心臓は左右にわかれないんです**

信じられない…左右にぱっくりわかれそうじゃん？

だよな？ でもそもそも胎児の心臓は心房も心室もわかれていないんだ。それぞれが1つの部屋になっていて、あとから仕切りができるんだぜ

LESSON 2
心臓
heart

そしてここで重要なお知らせ。心臓は左右にわかれないけれど、「**心房**」と「**心室**」をキレイにわけることができるんです！！！

まさかの…！ 右と左じゃなくて上と下がわかれるの！？

そうだぜ！ **心房を取り外したときに見える心室の上面を「心室基底面」っていうんだ**。次のページで詳しく解説するぜ

LESSON 2 心臓

▶ 心房と心室をわけると見える心室の天井

心室基底面

アスペクトオブザヴェントリクルス
aspect of the ventricles

天井に穴が4つ…
欠陥住宅だ…!

心室基底面に見える弁口

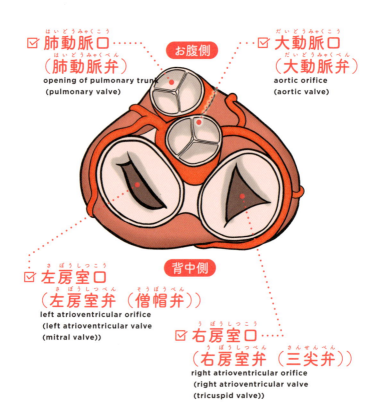

- 肺動脈口（肺動脈弁）
  opening of pulmonary trunk
  (pulmonary valve)

- 大動脈口（大動脈弁）
  aortic orifice
  (aortic valve)

お腹側

背中側

- 左房室口（左房室弁（僧帽弁））
  left atrioventricular orifice
  (left atrioventricular valve
  (mitral valve))

- 右房室口（右房室弁（三尖弁））
  right atrioventricular orifice
  (right atrioventricular valve
  (tricuspid valve))

🔥 DIGEST

- ●心房と心室をわけたときに見える心室の上面を「**心室基底面**」と呼ぶ
- ●心室基底面には4つの「**弁口**」がある
- ●弁口とは心室と心房の境目にある弁の入り口のこと
- ●前方（お腹側）に「**肺動脈口**」、中央に「**大動脈口**」、左下に「**左房室口**」、右下に「**右房室口**」がある

心房と心室をわけたときに見える心室の上面は「**心室基底面**」と呼ばれます。この心室基底面の構造をよく知ることが、心臓の知識を深めることにつながるんです

おぉ〜燃えてきたぜぇ！

いいですねぇ。では、まずは上からのぞいてみましょう。そこには4つの「**弁口**」があります。42ページで4つの弁について紹介しましたね。その弁の入口だと考えてください

4つの「弁」はそれぞれの心房と心室の境目にあったよな？ 心房と心室をキレイに切り離すと、こうやってその境目がよく見えるんだ

前方（お腹側）には**肺動脈弁**がある「**肺動脈口**」、その後ろ側の中央には**大動脈弁**のある「**大動脈口**」があります。そして左下には**左房室弁**のある「**左房室口**」、右下には**右房室弁**のある「**右房室口**」があります。これら4つの弁の位置をまずは覚えておきましょうね

弁の名前とリンクしているから覚えやすいね

心室基底面には弁口以外にも大事なものがあります。それが「線維性骨格」です

心室基底面に見える線維性骨格

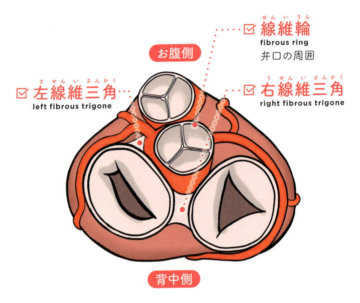

- ☑ 線維輪 fibrous ring 弁口の周囲
- ☑ 左線維三角 left fibrous trigone
- ☑ 右線維三角 right fibrous trigone
- お腹側
- 背中側

4つの弁口を取り巻くように「骨格」があるんだ。さすがに知らなかったか〜?

ズバリ心室基底面には「心臓の骨格」があるんですよ!

骨……？ 骨なんてどこにもないよぉ～？

その反応を待っていたぜぇ!! **心臓の骨格は「骨」じゃなくて「結合組織」でできているんだ**

結合組織でできた…骨格…？

そうなんです。1つずつ見ていきましょう。まず4つの弁のまわりを取り囲むようにコラーゲン線維が集まった「線維輪」があります。さらに、左右の房室口の間を埋めるように結合組織が集まってできた「右線維三角」と「左線維三角」があるんです。これが「心臓の線維性骨格」ですよ

つまり…弁の口をカチカチに固めてるって感じか？

そのとおり！ 弁の形が崩れないように固い結合組織の輪っかをつくって守ってるんだぜ。それに心室と心房をきっちりわける目的もあるな

どうしてきっちりわけないといけないの？

それは解剖しやすくするため…ではなく（笑）。心室と心房の筋肉をしっかり遮断しないと心臓のポンプが正しく機能しないからなんです。詳しくは102ページで解説します

LESSON 2 心臓

▶ 骨格にぶらさがった筋肉が上下に動く

心臓が拍動するしくみ

ハウザハートビーツ
How the heart beats

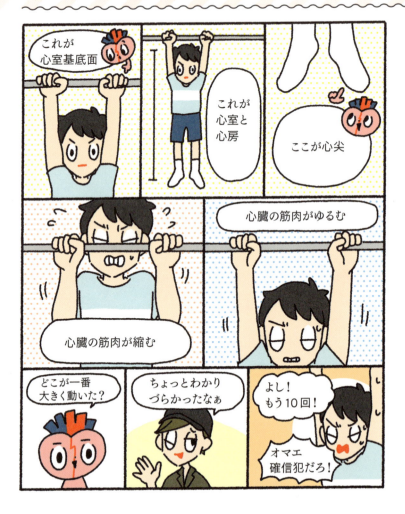

❤ DIGEST

- 心臓は筋肉でできていて、両端が線維性骨格（50ページ）とつながっている
- 線維性骨格からぶら下がっている**心臓の筋肉が上下に動くことで拍動が起こる**。筋肉がゆるむと心尖が線維性骨格から遠ざかり、筋肉が縮むと心尖が線維性骨格に近づく

そもそも心臓は「筋肉」でできています。筋肉が動くためには、それを支える「骨」が必要です。だから心臓の筋肉も両端は骨格につながっています

骨と…？ まさか肋骨とつながってるの…？

そりゃ大変なことになっちまうぜ…骨格の話さっきしたろ？

心臓の筋肉は心室基底面にある線維性骨格とつながっています。骨格の片一方からびよんと伸びた筋肉がU字形をつくってもう一方に戻ってくるんです

ぶら下がってるってことか!?

そう！ 心室基底面から一番遠い部分が「心尖（38ページ）」です。**筋肉がゆるむと線維性骨格から心尖が遠ざかり、筋肉が縮むと線維性骨格に心尖が近づくしくみ**です

心臓ってふくらんだりしぼんだりしているんじゃなくて上下に動いているのね

LESSON 2 心臓

▶ 心臓の配置はちょっぴり特殊

心臓は後ろに倒れて左にねじれる

ザハートインクラインズバックワードアンドチルツトゥザレフト
The heart inclines backward and tilts to the left

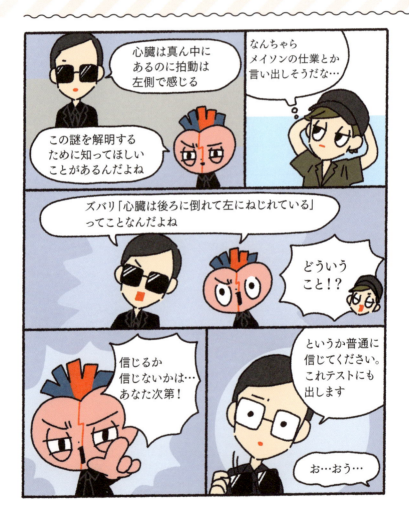

♥ DIGEST

- 心臓は後ろに倒れて左にねじれた状態で位置しているので、**心臓にある4つの部屋はカラダの軸に対してまっすぐではない**
- 心臓を前から見たときは右心室が大きく見えるが、心臓を後ろから見たときは左心房が大きく見える。**見る方向によって大きさが違って見えるだけで左右に差はない**

〜〜〜〜〜〜〜〜〜〜〜〜〜〜〜〜〜〜〜〜〜〜〜〜〜〜〜

「心臓は後ろに倒れて左にねじれる」って、どういうことだ!?

謎を解明する前にもう一個謎が増えちゃったわよぉ…

 まあまあ、聞いてくれ。ココは大事だし、つまずきやすいところだからさ。ゆっくり解説していくからな

「心臓は後ろに倒れて左にねじれる」。つまりこれは、心臓にある4つの部屋はカラダの軸に対してまっすぐ位置していないということなんです

たしかにちょっと斜めになってたよな

 だから「心臓を前から見たときは右心室が大きく見える」し、「心臓を後ろから見たときは左心房が大きく見える」んです。次のページで実際に比較してみましょう

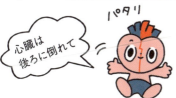

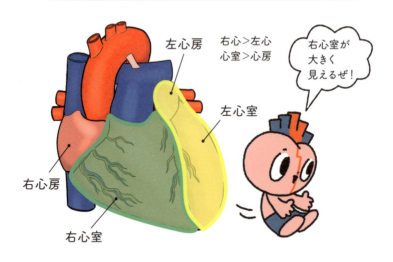

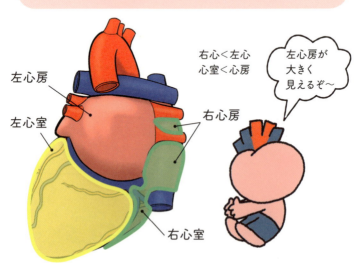

心臓を前から見ると「へぇ〜ヒトの心臓って右の心室が一番大きいんだぁ」と、思ってしまいがちです。でも、そうではありません。心臓を後ろから見るとどうですか？

心室よりも心房が大きく見えるね！

そうですよね。そもそも、心臓の心房と心室は水平にきっぱりとわかれます。だからどちらかだけが大きいということはありません。「後ろに倒れて左側にねじれている」から、見る方向によって大きく見える場所が異なるだけなんです

どうしてこんなへんてこりんな形で収まってるんだ？

それは解剖学を勉強する学生さんを苦しませるため……というのは冗談で（笑）横隔膜があるからでしょうね。横隔膜の天井は呼吸をするたびに上がったり下がったりします。その真上に心臓がのっかっているので、まっすぐ下に向かって拍動するわけにはいかなかったんです

邪魔にならないように後ろに寝っ転がらせたのね！

そうそう。でも後ろに寝っ転がるだけだと心臓の先っぽがカラダから突き出ちゃうだろ？ だから先端を左側にねじったんだ

じゃあなんで左側にねじったのかな…

それは……「たまたま」です！

LESSON 2　心臓

▶左側がドキドキする謎を解明

心臓の拍動を左側で感じる理由

ホワイユーキャンフィールユアハートビートオンザレフトサイド
Why you can feel your heart beat on the left side

さて「カラダの真ん中にある心臓の拍動をカラダの左側で感じる」のはなぜなのかを解明しましょう

やっと謎が解決するぜ！

心臓の筋肉は心室基底面に対して近づいたり離れたりという運動をしていましたよね（52ページ）。だから心臓の中で一番大きく動く部位はどこかというと…？

心臓の先っぽ！「心尖」ね！

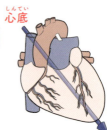
心底
心尖

そのとおりだぜ！ この**心尖の動きこそが、みんなが感じる「拍動」**なんだ

心尖が動く＝ドキドキするってことなのか

🔥 DIGEST

- 心臓の中でもっとも大きく動く**心尖の動きが拍動と連動している**
- 心臓は「後ろに倒れて左側にねじれて」位置しているため**心尖はカラダの左側にある**
- そのためカラダの真ん中におさまっている**心臓の拍動はカラダの左側で感じられる**

そういうこと！ じゃあここで問題だ。その心臓の先っぽである「心尖」はカラダのどのあたりに位置しているかな？

心臓は後ろに倒れて左側にねじれているんだから… 心尖はカラダの左側だな！

よくできました！ もうわかりましたよね？ 心臓は真ん中にあるのにカラダの左側で拍動を感じる理由

LESSON 2
心臓
heart

なるほどねぇ〜。**心臓はカラダの真ん中にあるけど、後ろに倒れて左側にねじれて配置されてるせいで、拍動を感じる心尖が左側にあるからなのかぁ**

オマエら最高だぜ！！

学びはじめのヒトにとっては、ちょっぴりややこしい話ですよね。心臓が真正面を向いて垂直に収まっていたらもっと簡単な話なんですけど…

なんとか理解してくれると嬉しいぜぇ

LESSON 2 心臓

▶ 中身はどうなっている？
心臓の内景
インターナルヴューオブザハート
internal view of the heart

心臓の中には
何があるかって？
愛だよ、愛

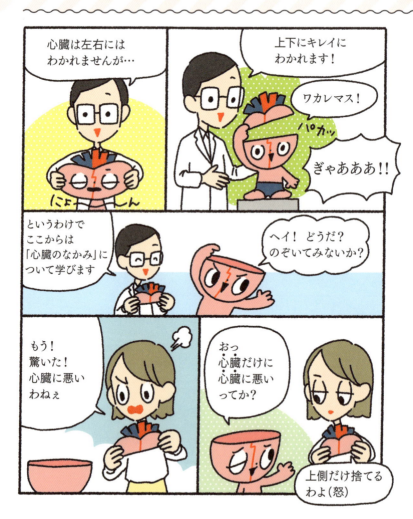

🫀 DIGEST

- 心臓の筋肉は「心室基底面」からU字にぶら下がっている
- 心臓にある「線維性骨格」の役割は主に2つある
- 1つ目は「弁」が崩れないようにするため
- 2つ目は心房と心室の筋肉を完全に遮断するためである

心臓の筋肉はどこにぶら下がっていたか覚えていますか?

「心室基底面」よね!

正解だぜ! それから心臓にも骨格があっただろ? まずはその名前を教えてくれ!

「線維性骨格」だろ? 楽勝!

では線維性骨格の役割はなんでしょう?

心臓がぶよぶよしないように…!

ぶよぶよってなんだよぉ。線維性骨格は、弁が崩れないようにするため。それから心房と心室の筋肉を完全に遮断するためだろ?

ちゃんと復習しておきなさいよ…

では気を取り直して!「心臓の内側」をのぞいていきましょう

LESSON 2　心臓

▶ ツルツルの空洞はまるでホースのよう！

心房
しんぼう
エイトリアム
atrium

心房の直径は40mm以下！
消防車の一番細い
ホースぐらいだよ

心房の概観

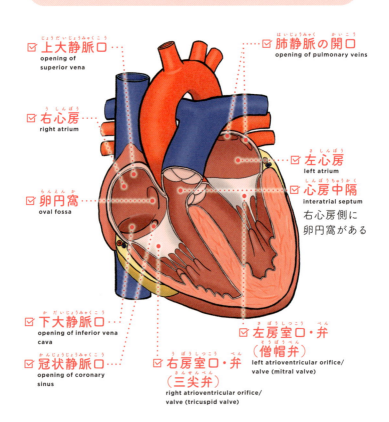

- ☑ 上大静脈口（じょうだいじょうみゃくこう）
  opening of superior vena
- ☑ 右心房（うしんぼう）
  right atrium
- ☑ 卵円窩（らんえんか）
  oval fossa
- ☑ 下大静脈口（かだいじょうみゃくこう）
  opening of inferior vena cava
- ☑ 冠状静脈口（かんじょうじょうみゃくこう）
  opening of coronary sinus
- ☑ 肺静脈の開口（はいじょうみゃくのかいこう）
  opening of pulmonary veins
- ☑ 左心房（さしんぼう）
  left atrium
- ☑ 心房中隔（しんぼうちゅうかく）
  interatrial septum
  右心房側に卵円窩がある
- ☑ 右房室口・弁（うぼうしつこう・べん）（三尖弁（さんせんべん））
  right atrioventricular orifice/valve (tricuspid valve)
- ☑ 左房室口・弁（さぼうしつこう・べん）（僧帽弁（そうぼうべん））
  left atrioventricular orifice/valve (mitral valve)

🔥 DIGEST

- **心房の内部は空洞で、壁はうすくてツルツルしている**
- 心房の一部の「心耳」には「櫛状筋」という筋肉の隆起がある
- 右心房には「上大静脈口」「下大静脈口」、「冠状静脈口」、左心房には「肺静脈の開口」が4つある
- 胎児には「卵円孔」があり、産まれると癒着して「卵円窩」になる

血液の通り道である**心房の内部は、空洞になっています。その壁はうすくてツルツル**。形といい、壁の特徴といい、なにかを思い出しませんか？

あれだ！ ホースみたいだ！

そうですよね。心房はホースだと思ってください。ただし、心房の一部である「心耳」は内部にちょっとだけ細かい筋肉の隆起があるので少しザラザラしていますよ

LESSON 2 心臓 heart

その突き出している筋肉は「櫛状筋」っていうんだぜ

そういえば、心房も筋肉でできているのよね？

はい！ **心房も筋肉ですよ。「うすっぺらい筋肉製のホース」**というイメージでしょうか

心房も…トレーニングで鍛えられたりして…！

引き続き、心房の大事なポイントをおさえていきましょう。まずは右心房にある「**上大静脈口**」と「**下大静脈口**」ですね。これはなんの「口」だと思いますか?

静脈の口…?

きっと血液が心臓に戻ってくるときの入り口ね!

そのとおりです。加えて左心房には「**肺静脈の開口**」があります。これも名前を見てわかるとおり、肺静脈から血液が戻ってくる入り口です。それから、右心房にだけは「**冠状静脈口**」があります。これは心臓の壁に沿って流れた血液が戻ってくる口です

あと、ちょっとだけ特殊な穴もあるんだけど知りたい?

穴があるの?

心臓には「**卵円孔**」っていう穴があるんだ。これは**心房中隔に空いた穴**のことさ

穴なんか空いてたら大変じゃないか!

大丈夫ですよ(笑)。なぜなら生徒のみなさんも、この本を読んでいるみなさんにもありませんから

ど、どういうことだ…?

卵円孔は胎児の心臓にだけ空いている穴です。お母さんのお腹の中にいるときには、右の心房から左の心房に血液を通過させるためのバイパスとして、この穴を使用します。でも産まれた後は必要がないので自然に閉じてしまうというわけです。その閉じた部分は「卵円窩」と呼ばれます

だからボクたちにはないってことか

そういうこと！ それに厳密にいうと実際に穴が空いているわけではなく、ここには弁のようなものがあるんですよ

逆流防止装置のあの「弁」?

そうです。胎児の心臓には、血液循環のルートが右側から左側への一方通行しかありません。だから血液を逆流させないために弁が用意されているんです

胎児の循環系については
236ページから詳しく解説するぜ〜

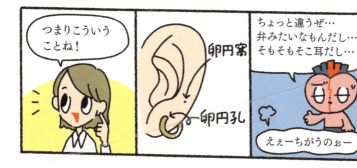

LESSON 2　心臓

▶ 心臓にある4つの部屋

心室
しんしつ

ヴェントリクル
ventricle

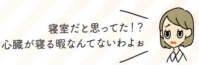
寝室だと思ってた！？
心臓が寝る暇なんてないわよぉ

心室の概観

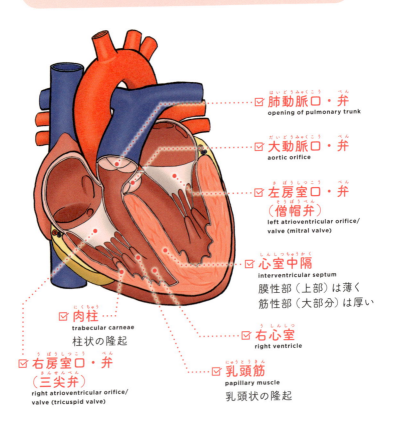

☑ 肺動脈口・弁
opening of pulmonary trunk

☑ 大動脈口・弁
aortic orifice

☑ 左房室口・弁
（僧帽弁）
left atrioventricular orifice/valve (mitral valve)

☑ 心室中隔
interventricular septum
膜性部（上部）は薄く
筋性部（大部分）は厚い

☑ 肉柱
trabecular carneae
柱状の隆起

☑ 右心室
right ventricle

☑ 右房室口・弁
（三尖弁）
right atrioventricular orifice/valve (tricuspid valve)

☑ 乳頭筋
papillary muscle
乳頭状の隆起

66

🔥 DIGEST

- 「**心室中隔**」と呼ばれる分厚い筋肉が左右の心室を隔てている
- 心室の上部は「**膜性部**」と呼ばれ、薄い膜でできている
- 右心室には「**右房室口・弁（三尖弁）**」、左心室には「**左房室口・弁（僧帽弁）**」があり、右心房と左心房につながっている。また右心室には「**肺動脈口・弁**」、左心室には「**大動脈口・弁**」がある

続いて心室について見ていきましょう。心房の内側はツルツルしています（63 ページ）が、**心室の内側は凸凹しています**。それから**左右の心室を隔てる壁が「心室中隔」**です。心室中隔の大部分は分厚い筋肉でできていますよ

"心臓にある部屋"はやっぱりめちゃくちゃ頑丈なんだな！

ところがどっこい！ その部屋の上側は「**膜性部**」と呼ばれてぺらっぺらの膜でできているんだなぁ…。これは 62 ページに登場した心房中隔の続きみたいなもんだぜ

部屋の壁は頑丈なのに、屋根はもろい…！ ちょっと嫌だねぇ

それから右心房と右心室の間には「**右房室口・弁（三尖弁）**」が、左心房と左心室の間には「**左房室口・弁（僧帽弁）**」があります。これはそれぞれ、**右心房と左心房への血液の逆流を防いでいます**。さらに右心室からの出口には「**肺動脈口・弁**」、左心室からの出口には「**大動脈口・弁**」がありますよ

LESSON 2　心臓

▶心房と心室の間にある落下傘状のフタ

房室弁（帆状弁）
ぼうしつべん　　はんじょうべん

エイトリオヴェントリキュラヴァルヴ
atrioventricular valve

強風で傘がひっくり
返るときあるだろ？
アレを防ぐしくみだ

房室弁（帆状弁）の概観

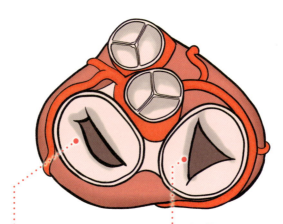

☑ **左房室弁**
きぼうしつべん
　（僧帽弁）
　　そうぼうべん
left atrioventricular valve
(mitral valve)
弁尖は2枚

☑ **右房室弁**
うぼうしつべん
　（三尖弁）
　　さんせんべん
right atrioventricular valve
(tricuspid valve)
弁尖は3枚

☑ **帆状弁**
はんじょうべん
sail-like valve
パラシュート状。
腱索で乳頭筋に固定されている

🫀 DIGEST

- 心房と心室の間には2つの房室弁がある。**右心室には「三尖弁」、左心房には「僧帽弁」**
- **どちらも帆状弁の形をしている。** 帆状弁は弁が上がりすぎるのを防ぐために紐で引っ張られていてパラシュート状になっている
- 三尖弁（右房室弁）は弁の数が3枚なので三尖弁と呼ばれている

心房と心室の間にある房室弁は2つあります。1つ目は右心室にある「三尖弁（右房室弁）」です。三尖弁は弁の数が3枚なので三尖弁と呼ばれています。

2つ目は左心室にある「僧帽弁（左房室弁）」だ

僧帽弁…？まさか僧帽筋となにか関係があるんじゃ…！！

残念ながらまったく無関係です（笑）。僧帽弁も、もともと弁の数は3枚だったのですが、ヒトが進化する過程で2枚になったんですよ

カトリックの僧侶が儀式で被る特徴的な帽子があるんだ。それを逆さまにした形に似てるから「僧帽弁」って名前がついてるんだぜ

そんなことまで知ってるの？ 物知りねぇ

房室弁は「帆状弁」っていう形をしてるんだ。名前がすでにカッコいいだろ？ なんとパラシュート状になってるんだぜ

パラシュート！？ カッコよすぎる！！

もともと弁は心臓の下側（心室側）に向かって引っ張られているものです。だから、心室の圧力がぐっと高くなると、弁は押し出されるように上側（心房側）へぐっと上がっていくんです。ただ、**弁が上がりすぎるとパカっと開いて血液が逆流してしまいますよね。だから、それを防ぐために紐で引っ張っているんです**

……ヒモ…？ 引っ張る…？ なんの話だ？

つまりこういうことだ！

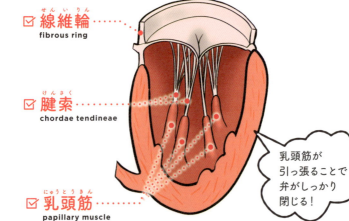

- ☑ 線維輪 せんいりん
  fibrous ring
- ☑ 腱索 けんさく
  chordae tendineae
- ☑ 乳頭筋 にゅうとうきん
  papillary muscle

乳頭筋が引っ張ることで弁がしっかり閉じる！

左ページのイラストを見てわかるように、帆状弁は乳頭筋に固定されています。全身に血液を送り出すために心室がぐっと力を入れたとき、**乳頭筋にもぐっと力が入って緊張します。そして、帆状弁が開いてしまわないように一生懸命引っ張っているんですよ**

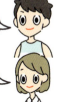
下から弁を引っ張ってフタを閉じているんだな

そうしないと弁が開いて血液が逆流して戻っちゃうもんね

そのとおりだぜ！ 心室の中の圧力はとっても高いんだ。だからこういうしくみがないと「うすっぺらい弁」は、心房側にすぐに「ぐるり」と翻っちゃうんだよ

LESSON 2 心臓 heart

おもしろいしくみだなぁ。心臓にある弁は、全部パラシュート状になってるのか？

いいえ。パラシュート状になっているのは心房と心室の間にある房室弁（三尖弁・僧帽弁）だけです。心室と動脈の間にある動脈弁は、異なる形状をしているんですよ

パラシュートときたら次はパラグライダーか！？

おいおい…どこに飛んでくつもりだよ…

詳しくは次のページで解説しましょう！

71

LESSON 2　心臓

▶心室と動脈の間にあるポケット状の弁
動脈弁（半月弁）
アーテリアルヴァルヴ
arterial valve

折り紙の「パックンチョ」みたいなしくみだね

動脈弁（半月弁）の概観

☑ **半月弁**
semilunar cusp
ポケット状。
3枚の弁尖の形で支えている

☑ **肺動脈弁**　　☑ **大動脈弁**
pulmonary valve　　aortic valve
弁尖は3枚　　　　弁尖は3枚

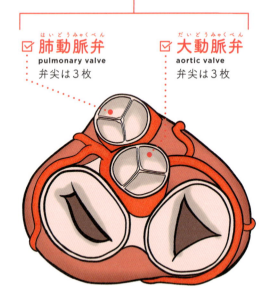

DIGEST

- 肺動脈弁と大動脈弁は心室と動脈の間にあり、半月弁の形をしている
- 肺動脈と大動脈の弁は「ポケット状」になっているのが特徴
- 半月状の形をした3つの半月弁が噛み合って血液の逆流を防ぐ

ここでは、心室と動脈の間にある動脈弁である「肺動脈弁」と「大動脈弁」について解説します。房室弁（68ページ）は「パラシュート状」でしたが動脈弁は、「ポケット状」をしています

パラシュートの次はポケット…！

3つのポケットが壁からはみだしてるんだぜ！

壁から…はみでてる？

そう！ 動脈弁は「半月弁」の形をしていて、半月状の3つの弁が壁からはみ出ています。これらがしっかりと噛み合ってフタとなるので血液の逆流を防げるんです

心室から血液が出てくると、弁がのけぞるように開いて血液を通すんだ。血液が通り過ぎると3枚のポケットが内側に広がってフタをするんだぜ

| LESSON 2　心臓

▶ 三層の壁で構成されている
心臓の壁
heart wall

三重の壁？ 某巨人の足音が聞こえてきそうな…

心臓の壁の概観

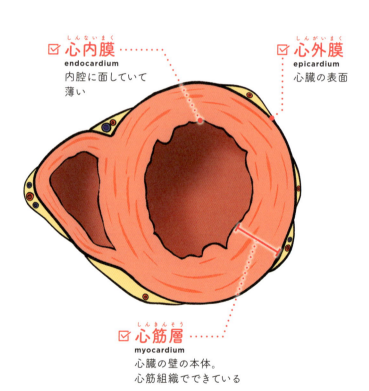

☑ **心内膜** endocardium
内腔に面していて薄い

☑ **心外膜** epicardium
心臓の表面

☑ **心筋層** myocardium
心臓の壁の本体。心筋組織でできている

🔥 DIGEST

- **心臓の壁は三層構造**になっている
- もっとも内側の「**心内膜**」はとても薄い筋肉でできている
- 中間の「**心筋層**」はもっとも分厚い心筋組織でできている
- 心臓の外側を覆っているのが「**心外膜**」である

「心臓の壁」について覚えることはいたってシンプル。**「心臓の壁は三層構造になっている」**。これだけで OK です

ちょっとだけ性質の違う壁が重なり合っているって感じだぜ!

へぇ〜! 3つの壁はどんな性質を持っているの?

心臓の一番内側にあるのが「心内膜」です。これはとても薄い筋肉。**中間にあるのが「心筋層」**ですね。こちらはもっとも分厚い心筋組織でできていますよ。心臓の壁の本体といってもよいでしょう。最後に**外側を覆っているのが「心外膜」**です。いわゆる心臓の表面になります

内側が心内膜で外側が心外膜か。「一応名前つけました(てへ)」っていうぐらいシンプルだな

そう、ここまでは…ね…

な、なんか聞こえたぞ!!

LESSON 2 心臓

▶ 心臓を包み込む小さな袋

心膜
しんまく
ペアカーディウム
pericardium

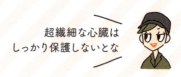
超繊細な心臓は
しっかり保護しないとな

心膜の概観

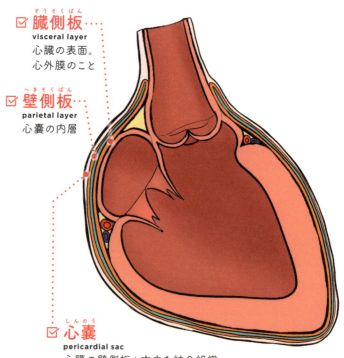

☑ **臓側板** ぞうそくばん
visceral layer
心臓の表面。
心外膜のこと

☑ **壁側板** へきそくばん
parietal layer
心嚢の内層

☑ **心嚢** しんのう
pericardial sac
心膜の壁側板＋丈夫な結合組織

🔥 DIGEST

- 心臓は「心膜」と呼ばれる二層の膜に包まれている
- 臓器の表面を覆っている膜が「臓側板」、お腹の壁を覆っている膜が「壁側板」
- 「心膜の臓側板」は「心外膜」のことである

～～～～～～～～～～～～～～～～～～

心臓はとても重要な臓器なので「心膜」と呼ばれるツルツルとした二重の膜に包まれています。臓器の表面を覆っている膜が「臓側板」、お腹の壁の内側を覆っているのが「壁側板」です

おいおい…過保護すぎやしないかぁ！？

ん？ 心臓の外側は心外膜で覆われていると言っていなかった（75ページ）？ 臓側板は何を覆っているの…？

さすがだアキコ！ **臓側板は心外膜のことなんだ。同じものに対して別の呼び名があるんだぜ！**

つまり「三層構造」だと思えば心外膜が一番外側。しかし「心臓を包んでいる袋」という観点から見れば、これは「心膜の臓側板」と同じものだということ。見方が違うと名前も違うんです

とにかく**心臓は「臓側板（心外膜）」で覆われているから安全**ってことなんだね！

と、思いますよね？ でもこれではまだ不安なんです。だから「心嚢」と呼ばれる袋でさらに心臓を包みます。詳しくは次のページで解説します

LESSON 2　心臓

▶心臓を守るとっても丈夫な結合組織

心嚢
しんのう
ペアカーディアルサック
pericardial sac

アクアボールみたいな感じかな。
アレ楽しそうだよなぁ

心臓は心嚢で包まれています。だから解剖をしても心臓がいきなり見えるわけではありません

まず最初に見えるのは「心嚢」ってことね

そうなんです。それを切り開くと心臓があります。この**心嚢は、ツルツルとした心膜の外側に丈夫な結合組織がくっついてできたものです**

ペラペラのスーパーの袋とか想像してないだろうなぁ？
かなり丈夫な袋なんだぜ

ここまで大事にされているのは、やっぱり心臓になにかあると生命の危機につながるから？

☑ 心嚢
しんのう
pericardial sac

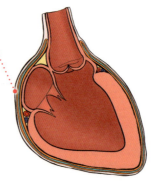

78

🔥 DIGEST

- 心嚢はツルツルとした心膜の外側に丈夫な結合組織がくっついてできたもの。心嚢で包まれている理由は、**心臓が大事な臓器であることに加えて「動く臓器だから」**という点もあげられる
- 心嚢で心臓を包むことで心臓が拍動しやすくなり、かつ、保護もできる

たしかに、心臓が大事な臓器であるからという面はありますね。でも、それだけではありません。心臓は「動く臓器だから」という考え方もできるでしょう

動くから大事にするの？

たとえば、心臓のまわりが骨でガチガチに固められていたらどうでしょう？ 外からの衝撃には強いかもしれませんが、自由に身動きを取ることはできませんよね

たしかに！ ツルツルした膜で包んで動きやすくしているってことか！

そのとおりです！ それに心臓の動きって激しいものですよね？ だって私たちが「心臓が動いているな」と感じとれるほどじゃないですか

言われてみれば「動いてる」って感じられる臓器ってほかにあんまりないよな

でしょう？ **動きの激しい心臓だからこそ丈夫な結合組織で包んで保護する必要もあるんです**

LESSON 2　心臓

▶ 心嚢の中で心臓が圧迫される症状

心タンポナーデ

カーディアックタンポナーデ
cardiac tamponade

頑丈すぎて融通が利かないのも考えものだな

心臓の壁にある冠状動脈（84ページ）が破れると、血液が心嚢（78ページ）の内部（壁側板と臓側板の間）に溢れ出してしまいます

心膜はとっても丈夫だって解説しただろ？
これが原因で厄介なことが引き起こされるんだよ…

心膜が丈夫だからこそ厄介なことが起こる？

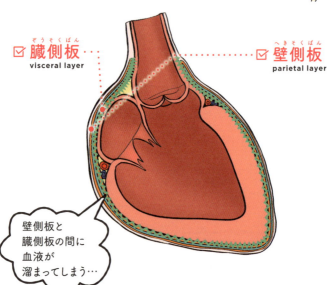

☑ 臓側板
visceral layer

☑ 壁側板
parietal layer

壁側板と臓側板の間に血液が溜まってしまう…

🔥 DIGEST

- 冠状動脈が破れると、血液が心嚢の内部に溢れ出す
- 心膜はとても丈夫なため、溢れ出た血液を逃がす場所がなく、外側の壁との間に血液が溜まってしまう
- その結果、心臓は圧迫されて動きが止まってしまう。この症状を「**心タンポナーデ**」と呼ぶ

そうなんです。そもそも心膜はとても丈夫なので、**血液がどれだけ溢れても破れたりはしません。だから、溜まった血液を逃がす場所がないんです**。さらに頑丈な心膜は弾力性もないため、大きくふくらんだりすることもありません。結果的に、心臓の外側にある壁と心臓の間に血液がどんどん溜まっていってしまうんです。そうなると心臓はどうなってしまうと思いますか?

まずい…心臓がつぶされちゃうぞ…!

言ってみればそういうことです。**心臓は溢れて溜まっていく血液にどんどん圧迫されていきます。やがて拡張できなくなり動きが止まってしまうんです。この症状を「心タンポナーデ」と呼びます**

心タンポナーデは致死的でとても怖い病気なんだ

心臓の働きを守るために用意されているものが、結果的に心臓の足を引っ張っちゃうなんて…怖いわねぇ

そうですね。心タンポナーデが起こる主な要因は「悪性腫瘍の転移」や「心膜炎」とされています。ただし、心エコーで確実に診断できますし、心臓を圧迫する原因を取り除くための適切な処置を行えば治療できます。安心してくださいね

LESSON 2　心臓

▶心臓の動脈と静脈

心臓にある血管
blood vessels to the heart

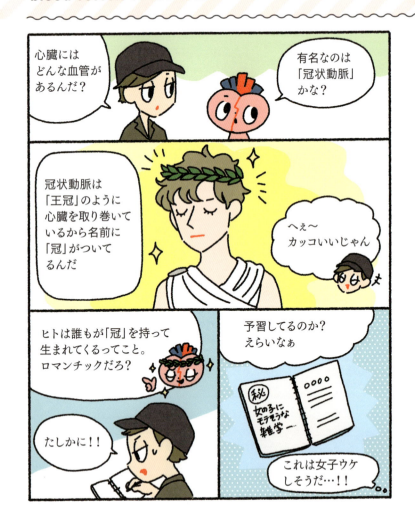

🫀 DIGEST

- 心臓は「肺循環（35ページ）」と「体循環（35ページ）」をまわすエンジンの役割を担っている
- 循環回路を動かすためには酸素が必要である。すなわち**心臓にも血液が不可欠なため、血管も存在する**

心臓は2つの循環系を動かすエンジンです。
さて2種類の循環系とはなんだったか覚えていますか？

1つ目は「左心室を出た血液が全身を巡ってから右心房に戻ってくる『体循環』」ね

もう1つはなんだったかな？

「右心室を出た血液が肺をまわってから左心房に戻ってくる『肺循環』」だな

大正解！心臓はこの2つの循環系をまわすために必死で"ビート"を刻んでるってわけさ

ビートを刻むためには酸素が必要ですよね？ つまり、**心臓も血液を欲しているんです。だから心臓にも血管があるんですよ**

循環系をまわす心臓にとって、血液は"ガソリン"って感じなんだね

LESSON 2
心臓
heart

LESSON 2 心臓

▶心臓に冠のように巻きつく動脈
冠状動脈
コロナリーアーテリー
coronary artery

心臓にある動脈

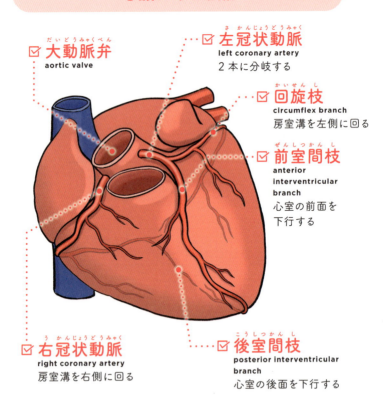

- ☑ 大動脈弁
  aortic valve

- ☑ 左冠状動脈
  left coronary artery
  2本に分岐する

- ☑ 回旋枝
  circumflex branch
  房室溝を左側に回る

- ☑ 前室間枝
  anterior interventricular branch
  心室の前面を下行する

- ☑ 右冠状動脈
  right coronary artery
  房室溝を右側に回る

- ☑ 後室間枝
  posterior interventricular branch
  心室の後面を下行する

🫀 DIGEST

- ●心臓の筋肉に血液を送っているのは「冠状動脈」
- ●冠状動脈は左右に1本ずつ独立している
- ●左の冠状動脈は「前室間枝」と「回旋枝」の2本にわかれて下行し、右側の冠状動脈は、心房と心室の間を後ろ側にまわる。これを「後室間枝」と呼ぶ

心臓の筋肉に血液を送っているのは「**冠状動脈**」と呼ばれる血管です。心房と心室の間を王冠のようにぐるりと取り巻いています

「冠状動脈」って聞くと、なんだか"ぶっとい1本の動脈"をイメージするよな？でもそんな動脈はないんだぁ〜

ど…どういうこと？？

実は、**冠状動脈は左右に1本ずつ独立している**んです。84ページのイラストを見てみましょう。大動脈弁のすぐ上の部分に出口が2ヶ所あるでしょう。ここから左の冠状動脈と右の冠状動脈がわかれ出ているんです。さらに！ 左の冠状動脈はたちまち「**前室間枝**」と「**回旋枝**」の2本にわかれて下行していきますよ

右側の冠状動脈は、心房と心室の間を後ろ側にまわっていくんだ。これを「**後室間枝**」って呼ぶぜ

LESSON 2 心臓

▶ 多くの酸素量を消費する
冠状循環
コロナリーサーキュレーション
coronary circulation

緊張で呼吸が浅くなるのは心臓じゃなくて脳の影響よ

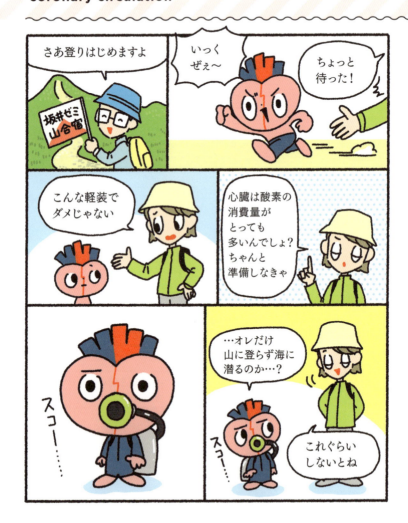

🫀 DIGEST

- 心臓に血液を送る**冠状動脈の血流量は心拍出量全体の約5パーセント**
- 心拍出量が増えるのに比例して血流量も増えていく
- **心臓は血液中の酸素を70パーセントも消費している**
- 血流量が減ると酸素が足りず、「**虚血性心疾患**」を引き起こす

心臓に血液を送る冠状動脈の循環は、生命を維持していく上でとっても重要なものです。**心臓への心拍出量はおよそ5パーセント**だと言われています

全身の臓器に分配される血液のうち5パーセントを心臓がもらってるってことだね

そう！ 心臓から送られる血液の拍出量は毎分5リットル程度なんだ。それをそれぞれの臓器でわけ合ってるんだぜ

さらに、心臓は酸素の消費量がやたらと多いのが特徴です。心臓以外の臓器では送られた血液の中から酸素を30パーセント程度消費するのですが、なんと**心臓では血液中の酸素を70パーセントも消費しています。それだけの酸素がないと正常に動き続けることができないんです**

心臓を動かすためにそんなに酸素が必要なのか？

そうなんです。だからちょっとでも血流量が減ると酸素が足りなくなってしまい困ったことになっちゃうんですよね…。その「困ったこと」の代表例である「**虚血性心疾患**」については次のページで解説します

LESSON 2 心臓

▶ 心臓が酸素不足で悲鳴をあげる

虚血性心疾患
きょけつせいしんしっかん

イスキーミクハートディズィー
ischemic heart disease

酸素がないと
心筋細胞が
しんじゃうの…

虚血性心疾患とは「狭心症」や「心筋梗塞」など、酸素不足によって起こる疾患をまとめて指す病名です

狭心症も心筋梗塞も別々の病気じゃないの？

「心筋梗塞だと思ったら実は狭心症だった」みたいに、あんまり境目がないんだ。だからまとめて虚血性心疾患って呼ぶんだぜ

なるほど…じゃあ症状も似ているのかな？

どちらも心臓の酸素不足によって起こる病気です。とはいえ、典型的な違いもあるので、それぞれの症状を簡単に解説しましょう

まずは「狭心症」からだ！

狭心症は、冠状動脈がうまく広がらずに、心臓が一時的に血液不足になることで起こります。激しく運動したときには、心臓は通常の5倍程度の血液を欲します。ところが、冠状動脈がスムーズに広がってくれないと十分に血液が運ばれていかず、酸素不足が起こるんです。そのときに心臓が「ヤバイよ」と悲鳴をあげるのが「狭心症」です

88

🫀 DIGEST

- ●虚血性心疾患とは「狭心症」や「心筋梗塞」など、心臓の酸素不足によって起こる疾患をまとめて指す総称
- ●狭心症は、冠状動脈が固まりうまく広がらないことで起こる
- ●心筋梗塞は、血栓が血管に詰まることで起こる

冠状動脈がうまく広がらない原因はなんなの?

 それは、冠状動脈が固くなっているからです。この場合「ニトログリセリン」といった血管を広げる薬を投与することで症状を抑えられます

じゃあ「心筋梗塞」はどんな病気なんだ?

 心筋梗塞は、血液のかたまり(血栓)ができて血管がつまってしまうことで起こります

 狭心症よりも心筋梗塞の方が致命的な病気だと言えるな。心臓に血液が届かないと心臓の筋肉が死んじゃうんだ。この細胞が死ぬときの痛さ=胸の痛さなんだぜ

そうだったのかぁ…。心臓の病気ってやっぱり怖いな

 でもな、循環器の疾患は医療の進歩によってほとんどが治療できるようになってきたんだぜ

 そうなんです。かくいう私も過去に「狭心症」の手術をしたことがありますが、すっかり完治して元気に過ごせていますよ

LESSON 2 心臓

▶心臓にある静脈

冠状静脈洞
かんじょうじょうみゃくどう
コロナリーサイナス
coronary sinus

心臓界では動脈の方が圧倒的にエラいんだぜ

心臓にある静脈

☑ **大心臓静脈**（だいしんぞうじょうみゃく）
great cardiac vein
心室の前面から

☑ **冠状静脈洞**（かんじょうじょうみゃくどう）
coronary sinus
心室溝の後面。右心房に注ぐ

☑ **左心室後静脈**（さしんしつごじょうみゃく）
posterior vein of left ventricle

☑ **小心臓静脈**（しょうしんぞうじょうみゃく）
small cardiac vein
右心室から

☑ **中心臓静脈**（ちゅうしんぞうじょうみゃく）
middle cardiac vein
心室の後面から

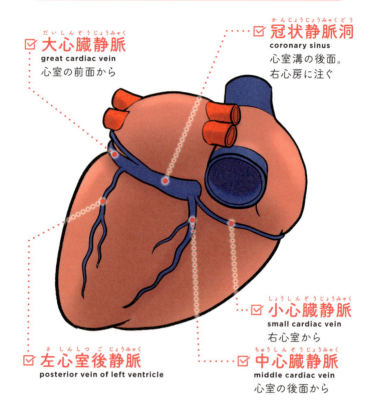

🔥 DIGEST

- 心臓から戻ってきた血液は「冠状静脈洞」に集められた後に右心房に注がれる
- 冠状静脈洞は心臓の後ろ側にある太くて短い静脈
- 冠状静脈洞に「大心臓静脈」、「中心臓静脈」、「小心臓静脈」という3本の枝が入り込んでいる

心臓を巡って戻ってくる血液は「冠状静脈洞」に集められてから右心房に注がれます。冠状静脈洞とは心臓の後ろ側にある太くて短い静脈のこと。ここに「大心臓静脈」「中心臓静脈」「小心臓静脈」という3本の枝が入ってきます

「大心臓静脈」は心室の前面から、「中心臓静脈」は心室の後面から、「小心臓静脈」は右心室から伸びているぜ

そして、ここからがポイント！「冠状静脈洞から右心房に戻る血液量＝左右の冠状動脈から出ていく血液量」ではなぁぁい！

実は冠状静脈洞には心臓を出ていった血液のうち、だいたい70パーセントぐらいしか戻ってこなあぁぁい

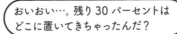

おいおい…。残り30パーセントはどこに置いてきちゃったんだ？

次のページで詳しく解説しましょう

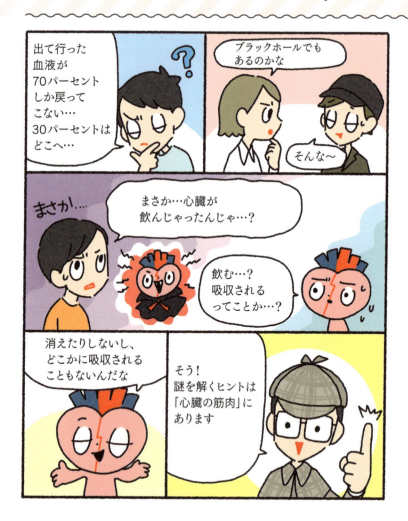

🫀 DIGEST

- 冠状静脈洞から右心房に戻る血液量は左右の冠状動脈から出ていく血液量と同じではない
- **心臓から出て行った血液量のうち、約30パーセントは心臓の筋肉から直接心室へと戻している**
- 心室の筋肉の間にも細い静脈があり、そこから漏れ出ている

~~~~~~

さっそく正解を発表しましょう。ズバリ！ **出て行った血液量のうち約30パーセントは心臓の筋肉から直接心室へ戻します！**

直接戻せるの！？

はい！ 実は心室の筋肉の間にも細い静脈があるんです。そこから少しずつ漏れ出ているんですよ

漏れる…？ それは大丈夫なのか？

おう！ もちろんさ！ 心臓の血管の主な役割は心室の筋肉に血液を送ることなんだ。だから、ちまちま冠状静脈洞に戻さなくても、内膜に接している筋肉から直接戻してもまったく問題ないんだぜ

そんな…わかりやすく全部同じルートで戻せばいいじゃない…モヤモヤするわねぇ…

まあ、すべて冠状静脈洞に戻しても問題ないんですけどね！ 静脈は心臓の外側にあるでしょ？ だから「全部を一度外側に戻すのもなんか面倒くさいなぁ…内側からそのまま戻しちゃってもいいか！」みたいな話なんです（笑）

LESSON 2 心臓

▶いつなんどきもビートが正確なワケ
心臓の拍動
heartbeat

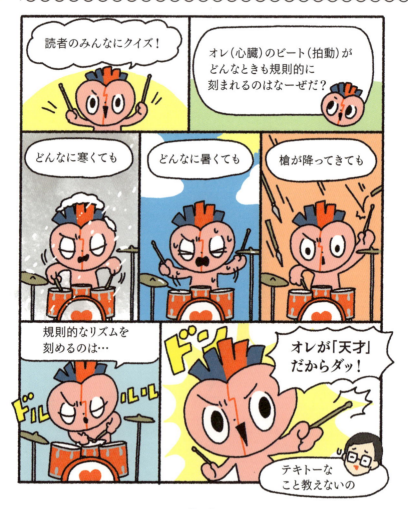

💗 DIGEST

- **心臓は自ら拍動することができる**
- **なぜなら心臓を構成する心筋細胞の一つひとつが拍動できる性質を持っているから**

テキトーなこと教えないの…とは言ったものの、心臓が規則的に拍動できる理由は「天才」だからというのも、あながち間違いではないんです

そんな…まさかぁ

実は、**心臓は自分で勝手に拍動できる特徴を持っている**んです！

え!? 脳からの指令で動いているんじゃないの？ どういうしくみ？

脳から指令が出ていると思われがちですが、**心臓が拍動するのは、心臓を構成する心筋細胞の一つひとつが拍動できる性質を持っているから**なんです

さ、細胞が勝手に動くってことか！

へへ、そうなんだよ。びっくりしたろ？
じゃあ次のページで心筋細胞の特徴を解説していくぜ

LESSON 2 心臓

▶ 自ら拍動できる不思議な細胞
心筋細胞
cardiac muscle cells

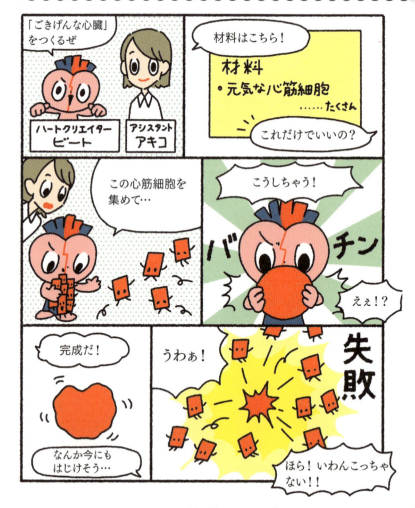

🫀 DIGEST

- 心臓を構成する**心筋細胞は、一つひとつが自ら拍動できる**という性質を持っている
- しかし自ら拍動できる心筋細胞を集めただけでは機能しない
- **細胞同士が力を伝え合うための連結装置が必要**である

手や足の筋肉である「骨格筋」や、内臓や血管の壁をつくる「平滑筋」、心臓を構成する「心筋」は、すべて「筋肉」です。でも特徴が異なります。心臓を構成する心筋細胞は、その一つひとつが自分で拍動できる性質を持っているのです

	骨格筋	心筋	平滑筋
興奮	随意的 （神経刺激）	不随意的 （自律的）	不随意的 （外的要因）
分布器官	体壁	心臓	内臓、血管

心臓を構成する心筋細胞は、その一つひとつが自分で拍動できる性質を持っています。ですが、それらをぐしゃっとたくさん集めたとて、ご機嫌な心臓は完成しないんです

なにがいけなかったのかなぁ…

心筋細胞の一つひとつがでたらめに動いてしまうと心臓は機能しません。**お互いに力を伝え合うためには「デスモソーム」という連結装置が必要**なんです

LESSON 2　心臓

▶ 細胞どうしの連結装置

デスモソーム

デスモソーム
desmosome

デスノースじゃなくて
デ・ス・モ・ソ・ー・ム
だからな

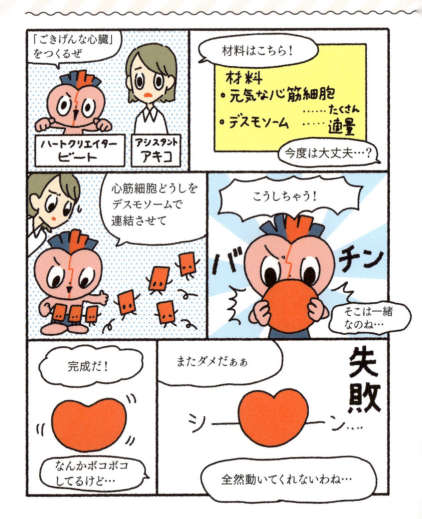

❤ DIGEST

- 心筋細胞どうしが力をお互いに伝え合うための連結装置を「デスモソーム」と呼ぶ
- **デスモソームは「細胞間を機械的につなげる装置」**であるため、細胞どうしでの意思疎通（情報交換）はできない

自分で拍動することのできる心筋細胞を集めても、でたらめに動かれては困りますよね

好き勝手されちゃ困っちゃうねぇ

そうそう。だから細胞どうしが力をお互いに伝え合うための連結装置が必要なんです。それが「デスモソーム」です！

そのデスモソームを使って細胞どうしを連結させたところまではよかったんだけど…なんだか思ったように拍動してくれなかったのよねぇ…

デスモソームは「細胞間を機械的につなげる装置」ですからね。細胞どうしで意思疎通をはかることはできないんです

ただつながってるだけじゃ意味がないな

そうかそうか…！ お隣の細胞どうしで情報交換ができないとダメなんだな。ということは…アレも必要ってことか。よし今度こそ成功させるぜ〜

LESSON 2 心臓

▶ 細胞どうしが情報交換をするための装置

ギャップ結合

オレ、見た目と性格に
ギャップのある子がタイプ

ギャップジャンクション
gap junction

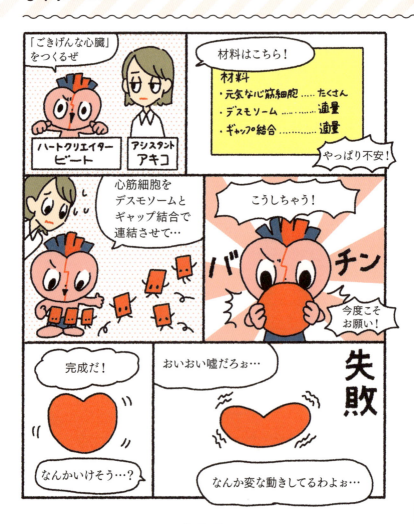

🔥 DIGEST

- **ギャップ結合とは細胞どうしで情報を伝え合い共有するためにある連結装置**
- デスモソーム（98ページ）もギャップ結合も、心筋細胞の境目にある
- これら2つをまとめて「**介在板**（かいざいばん）」と呼ぶ

「ギャップ結合」とは細胞どうしで情報を伝えあって共有するためにある連結装置のことです。98ページのデスモソームもギャップ結合も、心筋細胞の境目にあります。これら2つは、まとめて「**介在板**」と呼ばれています

介在板を導入したおかげで、心筋細胞どうしはしっかり連結してくれたんだけどなぁ…

なぜかちゃんと動いてくれないの…

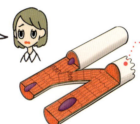

☑ **介在板**（かいざいばん）
（デスモソーム・ギャップ結合）
intercalated
(desmosome/
gap junction)

心筋細胞どうしが連結しあって、あたかも1つの細胞であるかのように心筋全体が収縮していく…。これでは心房と心室が同時に収縮してしまうので、心臓の機能としては完璧ではありません。ご機嫌な心臓に足りないもの…それは「時間差」と「刺激を広める装置」です！

ん〜？ 時間差と刺激を広める装置？ どういうこと？

101

LESSON 2　心臓

▶ 線維性骨格のもう１つの役割

心房と心室の時間差
タイムディレイビトウィンエイトリウムアンドヴェントリクル（ファイブラススケルトン）
Time delay between atrium and ventricle (fibrous skeleton)

心臓が血液を送り出す流れを説明します。まずはじめに心房が縮み、心室に血液が送り出されます。それからちょっとだけ遅れて心室が縮み、全身に血液が送り出されるのです。つまり、**心房と心室の収縮するタイミングは同時ではなく、少しの時間差があります**

同時に縮んじゃったらポンプとしての機能は使い物にならないのね

そういうこと！　そして**心房と心室の収縮に時間差をつくるために必要なのが「線維性骨格」なんです**

あっ！　どこかで聞いたことがあるぞ！

心室基底面に見える骨格のことだな

☑ **左線維三角**　left fibrous trigone

☑ **右線維三角**　right fibrous trigone

☑ **線維輪**　fibrous ring

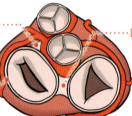

102

♥ DIGEST

- 心臓が血液を送り出すときは、**はじめに心房が縮んで血液を心室に送り出し、やや遅れて心室が縮んで全身に送り出されていく**
- 心房と心室の収縮に「時間差」がなければポンプとしての機能は果たせない
- **この時間差をつくるために必要なのが「線維性骨格」である**

51ページでは線維性骨格の役割は「弁のまわりを固めて心臓が崩れないようにする」ことと「心房と心室をきっちりとわける」ことだと解説しましたよね。**なぜきっちりとわけなければいけないのかというと、収縮に時間差をつくるためなんです**

心臓を解剖しやすくするためじゃなかった…!

心房と心室のわかれ目がぼんやりしていたら、どっちも同じタイミングで収縮しちゃいそうだもんなぁ

そうか。ご機嫌な心臓を完成させるためには骨格が必要だったんだな! これで次は失敗しないぞ〜

ビートくん、ちょっと待って! あと1つ必要なものがあるんです。それは「情報を広めるための装置」です。次のページで詳しく解説しましょう

LESSON 2　心臓

▶刺激を心臓全体に広めていくシステム

刺激伝導系
しげきでんどうけい

コンダクティングシステムオブハート
conducting system of heart

刺激的な毎日
送ってるか〜？

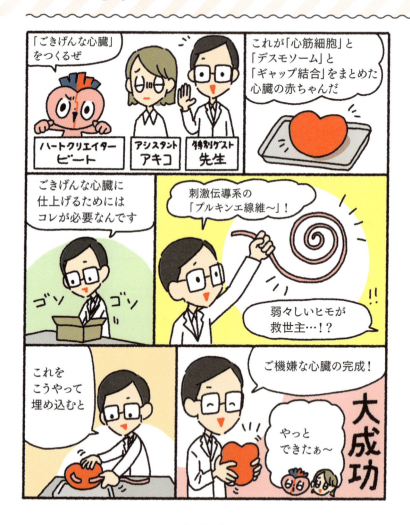

🔥 DIGEST

- 心房は「洞房結節」からの刺激によって動く
- ペースメーカーである洞房結節によってつくられた規則的なリズムが、プルキンエ線維を通じて心臓全体に広がっていく
- 情報を広めるシステムのことは「刺激伝導系」と呼ぶ

そもそも心臓が拍動するのは脳からの指令によるものではありません。とはいえ、誰かが情報を送らないと、心筋細胞が好き勝手に動いてしまいますよね?

たしかに…リーダーというかペースメーカーが必要だな

そのとおり! そのペースメーカーを含めた刺激を伝達していくシステムを「刺激伝導系」と呼ぶんです

どういうシステムなの?

心臓は「心房」が動いてから「心室」が動きますよね。そもそもなぜ心房が動くのかというと「洞房結節」からの刺激によるものなのです。ペースメーカーである洞房結節によってつくられた規則的なリズムが、プルキンエ線維を通じて、心室や心筋など心臓全体に広がっていくんですよ

刺激伝導系のシステム

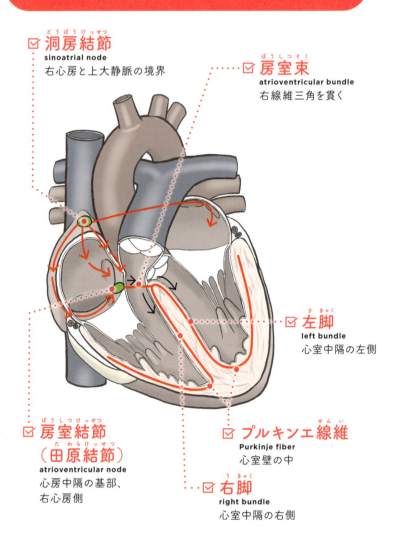

☑ 洞房結節
sinoatrial node
右心房と上大静脈の境界

☑ 房室束
atrioventricular bundle
右線維三角を貫く

☑ 左脚
left bundle
心室中隔の左側

☑ 房室結節
（田原結節）
atrioventricular node
心房中隔の基部、
右心房側

☑ プルキンエ線維
Purkinje fiber
心室壁の中

☑ 右脚
right bundle
心室中隔の右側

刺激がどのように伝わっていくのかを
5つのステップで解説しましょう

ステップ① 洞房結節がリズムをつくる

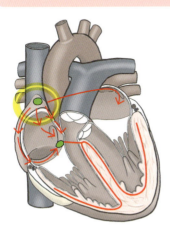

心臓のリズムをつくっているのは右心房と上大静脈の境目にある「洞房結節」。ここでつくられたリズムが心房の筋肉全体を興奮させる

洞房結節が「ペースメーカー」の役割を果たしてるぜ！

ステップ② 房室結節で時間差をつくる

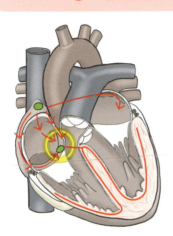

心房が興奮すると刺激は「房室結節（田原結節）」に集まる。ここでやや時間を消費することで「時間差」が生まれる

房室結節は「タイムラグ」をつくる場所なんだね

ステップ③　房室束を通って心室へ

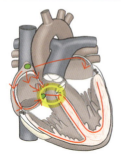

刺激は房室結節から房室束へ向かい、心房から心室へと抜けていく

房室束は心房から心室へのオンリーワンの連絡通路だ

ステップ④　右脚と左脚にわかれて下行

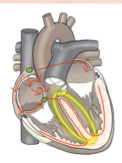

心室に入ったあとは心室中隔の右脚と左脚にわかれて、先端に向けてさらに下行する

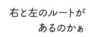

右と左のルートがあるのかぁ

ステップ⑤　プルキンエ線維に紛れ込む

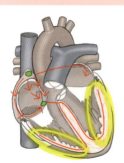

心臓の先っぽまで刺激が達すると、枝分かれをして心筋の中に紛れ込んでいく。これが「プルキンエ線維」である

これが刺激伝導系の一連の働きです

刺激伝導系についてまとめます。**洞房結節からの刺激で「心房」が動き、その規則的なリズムが「房室結節」に集まってタイムラグをつくります。その後、プルキンエ線維によって全体に広がっていく。**これが常に繰り返されています

じゃあその洞房結節へ刺激を伝えているのは誰なんだ？

そう思うよなぁ。刺激を伝えるって聞くと「神経」を思い出しがちなんだけど…心臓は違うんだよ

そう！ 刺激を伝えているのは「心臓の筋肉が化けたもの」なんです

お、おばけ…！？

いいえ（笑）。刺激を伝える心筋は、心臓を構成する心筋と少し違っていて、興奮する性質だけを備えているんです。つまり**収縮する性質を捨てて情報伝達に特化した心筋がいるんですよ**

でも、心室や心房を構成しているのは、自分で勝手に動く心筋細胞でしょ？ なぜみんな刺激に従って動いてくれるの？

それは、自分が収縮するよりも先に外から刺激が与えられると、それに合わせて動いてしまう性質を持っているからなんです。そんな性格をしているものだから、基本的にどの心筋細胞もペースメーカーのリズムに従って動かざるを得ないというわけですね

LESSON 2 心臓

▶ 和を乱す心筋細胞のいたずら
不整脈
ふせいみゃく

アリズミア
arrhythmia

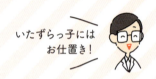

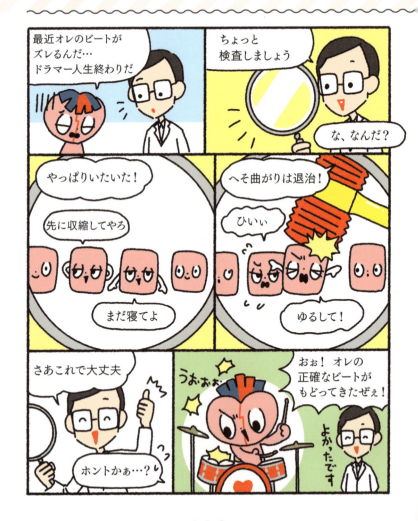

🫀 DIGEST

- どの心筋細胞も洞房結節のリズムに従って動くが、まれに「へそ曲がり」がいる
- この「調和を乱すへそ曲がり細胞」によって「不整脈」が起こる
- **つまり不整脈とは刺激伝導系の異常で起こる病気である**

どの心筋細胞もペースメーカーである洞房結節がつくり出すリズムに従って動いているのですが…まれに「調和を乱すへそ曲がり」がいるんです

ペースメーカーのいうことを聞かない細胞もいるの!?

やりたいようにやらせろ！みたいな厄介者がいるんだよ…

そうなんですよぉ。ペースメーカーの刺激が来る前に収縮してやろうとしたりね…。その「へそ曲がり細胞」のせいで起こるのが「不整脈」と呼ばれる症状なんです

聞いたことあるぞ。不整脈って刺激伝導系の異常で起こる病気だったのか

そうなんです。では、その「へそ曲がり細胞」の所在をどうやって見つけるのかというと、大きな虫眼鏡でよーーく見て…というのはフィクションでして（笑）。**興奮の伝わり方と発生の仕方を調べるために「心電図」を使うんです**

LESSON 2　心臓

▶ 興奮の伝わり方と発生の仕方を調べる

心電図
しんでんず

エレクトロカーディオグラム
electrocardiogram(ECG)

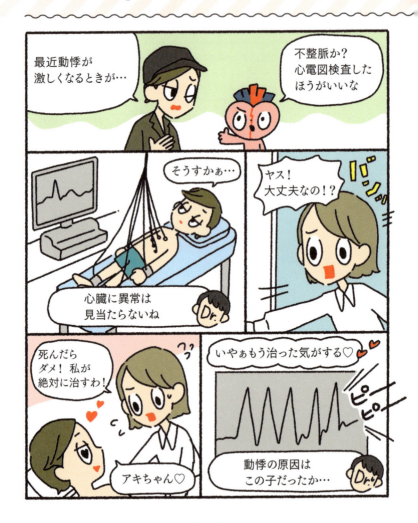

🫀 DIGEST

- 心電図検査では「**心臓全体への興奮の伝わり方**」と「**刺激の発生の仕方**」を調べることができる
- 両手と両足それぞれに、胸には6個の電極をつけて、心臓の電気的活動を測定するものである
- **心電図の波形は刺激伝導系が伝える興奮と対応している**

心電図検査では「**心臓全体への興奮の伝わり方**」と「**刺激の発生の仕方**」を調べることができます。両手と両足それぞれに、胸には6個の電極をくっつけて、心臓の電気的活動を測定するんですよ

みんなも映画やアニメで見たことあるだろ？ ピコンピコンって一本の線が波打つアレのことだぜ

心臓が止まると波が動かなくなるのよね。医療ドラマとかでもよく見るわ！

そうです、そうです。あの**波形は刺激伝導系（104ページ）が伝える興奮と対応している**んです

へー！ そうだったんだ！

しかも心電図検査では不整脈（110ページ）だけじゃなくて心筋梗塞も見極めることができるんだ！だから心電図の見方もちょっとだけ勉強してみようぜ

刺激伝導系と心電図の関係

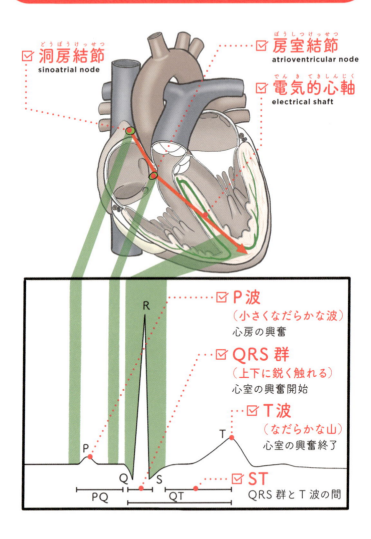

心電図の見方を左ページの図表を使いながら解説していきましょう。まず、もっとも山が高くなっているところは「QRS群」と呼ばれるものです。それよりも手前にある小さな山は「P波」、QRS群のあとにある、やや大きめな山は「T波」といいます

それぞれの波に名前がついているんだな

そうなんです。次にそれぞれの波が、刺激伝導系のどこと連動しているのかを解説しましょう。まずP波（小さな山）は心房が興奮をしているときと対応しています

一番はじめに心房が動き出すんだったね

そうですね。そして心房が興奮をするとその刺激は心室に入って広がっていきます。右脚と左脚を下って全体に刺激がいきわたっているときと対応しているのがQRS群（鋭い山）です

心室全体に興奮がいきわたっているから波の形も鋭く触れているってことか！

そういうことなんです。そして心室の興奮がおさまったときと対応しているのがT波（なだらかな山）です。よって「QRS群からT波の間」は「心室が興奮している時間と対応している」ということになりますね

一つひとつ見ていけば心電図って難しくないのね！

LESSON 2 心臓

▶「頻脈」「徐脈」「期外収縮」の波形

心電図で見る不整脈

アリズミアリビールドバイエレクトロカーディオグラム
arrhythmia revealed by electrocardiogram

頻 脈

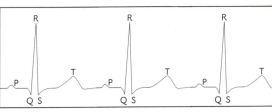

 心室の興奮開始を示す「QRS群」の頻度が増えて間隔がとても狭くなる症状を「頻脈」といいます。

徐 脈

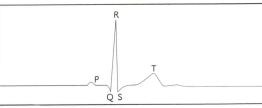

 QRS群の間隔が狭くなるのは「頻脈」ですが、反対に、QRS群の間隔が広くなるのが「徐脈」です。

期外収縮

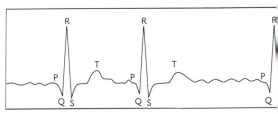

 心房や心室などで興奮が発生し、好き勝手に心筋が収縮してしまうのが「期外収縮」です。

💗 DIGEST

- 心室の興奮開始を示す「QRS群」の頻度が増えて、間隔が狭くなる症状を「**頻脈**」という
- 「**徐脈**」の場合はQRS群の間隔が広くなる
- 「**期外収縮**」では正常な心電図に比べて、余計な山や波形が現れる

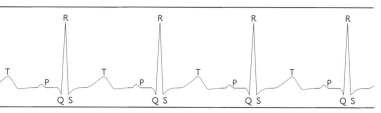

これは「ペースメーカーのリズムが速すぎる」状態です

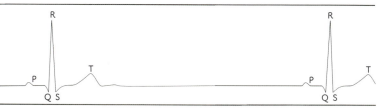

「ペースメーカーのリズムがゆっくりすぎる」状態です

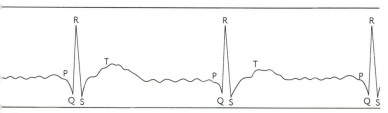

正常な心電図に比べて、余計な山や波形が現れます。波形が下に伸びているのは、本来、上から下へ広がる刺激が逆方向に流れていることを示しています

LESSON 2　心臓

▶ STの上振れや下振れで判断

心電図で見る心筋梗塞
しんでんず　　　　しんきんこうそく

マイオカーディアルインファークションディテクテッドバイエレクトロカーディオグラム
myocardial infarction detected by electrocardiogram

心電図では心筋梗塞を見極めることが可能です。心筋梗塞が起こっているとき、下のような波形が現れます

心筋梗塞

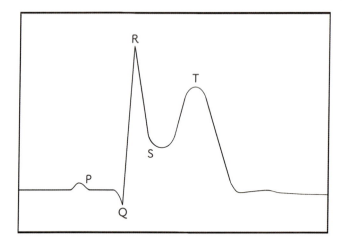

118

🔥 DIGEST

- QRS群とT波の間を「ST」と呼ぶ
- 心筋梗塞とは、心室の興奮中に異常が起こる病気であるため「Sが終わったあとに上振れしながらT波に向かっている」など、**STの間が全体的に上にズレたり下にズレたりしていると「心筋梗塞」だと判断される**

～～～～～～～～～～～～～～～～～～～～

QRS群とT波の間は「ST」と呼ばれます。心筋梗塞を発症していると、このSとTの間が、全体的にやや上にズレたり下にズレたりするんです

比較すると正常な心電図の「ST」の波形とは全くちがうね

そもそも心筋梗塞とは、心室の興奮中に異常が起こる病気です。だから「Sが終わったあとに上振れしながらT波に向かっている」と、これすなわち「心筋梗塞である」と判断されるのです

なるほど。心電図っていろんな心臓の病気を見つけられるんだな

でもな、狭窄症や閉鎖不全症のような「弁の異常で起こる病気」に対しては心電図って無力なんだ。なぜかっていうと刺激伝導系がまったく関係ないからなんだ

でも大丈夫！ 弁の異常は聴診器一本で検査できます。心臓の血液が逆流しているときは、聴診器をあてると必ず雑音が聞こえるんです。意外かもしれませんが、聴診器って優れた医療機器なんですよ

いつかきっと役に立つ小話

坂井先生の
「ありがた～いお言葉」

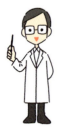

静脈がゆったり流れるのは血液の「置き配・再配達」が不可能だから

　ヒトのカラダを巡る血流速度は、それぞれの血管の断面積によって決まります。断面積の合計がもっとも小さい動脈では血液はより速く、断面積の合計がやや大きい静脈ではゆるやかに流れます。もっとも速度が遅いのが毛細血管です。毛細血管は動脈と静脈をつなぐ「グラデーションのある領域」。臓器や筋肉の中、皮膚の下にとても細かいネットワークが張り巡らされているので、断面積の合計が群を抜いて大きいのです。

　このように血流速度が変化するのは「ゆるやか」に流れていないと物質交換ができないからです。スピードが速すぎても遅すぎても酸素と二酸化炭素の交換や栄養素の受け渡しはできません。
　血液循環において「置き配」や「再配達」は不可能。ゆるやかな速度をキープして、確実に一回のチャンスで配達を完了させなければ、私たちは生きていくことができないのです。

知っても得はしない ありがた～くはないお言葉

心臓を出たばかりの血流速度は秒速50cmらしい。
これは蛍が舞うスピードと一緒ぐらいなんだって
（蛍見たことない？ …綺麗な小川にでも行ってくれぇっ）

120

LESSON 3

血管

[blood vessels]

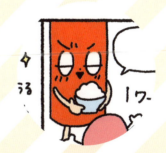

LESSON 3 血管

▶ 動脈・毛細血管・静脈

血管のセグメント

classification of blood vessels

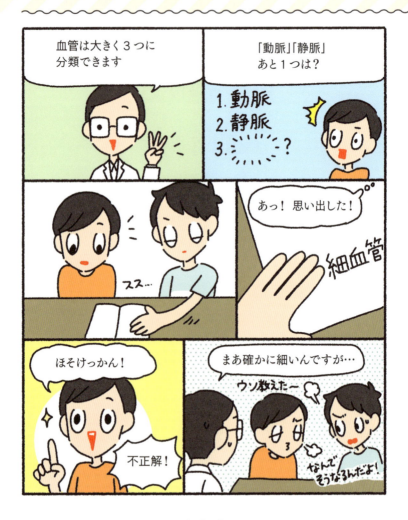

🔥 DIGEST

- 心臓から送り出された血液を全身に運んでいるのが「動脈」
- やがて「毛細血管」が登場し、内臓や筋肉へ血液を届ける
- 血液を心臓に戻すのは「静脈」
- **血液循環は「心臓→動脈→毛細血管→静脈」というルートで行われている**

ここからは「血管」についてお話ししていきましょう。"血管"といっても、いくつか種類があるのは皆さんもご存知ですよね？

「動脈」とか「静脈」があるわね

そうだよな！ それから「毛細血管」っていうのもあるんだ。これらの血管はそれぞれ役割が異なるんだぜ！

まず心臓から送り出された血液を全身に運んでいるのが「動脈」です。動脈は末梢に向かうに従ってだんだんと細くなっていきます。やがて登場するのが「毛細血管」です。内臓や筋肉へ血液を届けるのは毛細血管の役割です。そして血液を心臓に戻しているのが「静脈」です。

LESSON 3
血管
blood vessels

つまり血液循環は「心臓→動脈→毛細血管→静脈」というルートで行われているんだ

そして、血管と一口にいっても、それぞれの血管ごとに構造が違うんですよ。次のページから詳しく解説していきましょう

123

LESSON 3 血管

▶ 弾力性のある壁で圧力を受け止める
弾性動脈
イラスティックアーテリー
elastic artery

ぽよ〜んと
受け止めるゾ

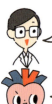

動脈には「弾性動脈」と「筋性動脈」の2つの領域があります

動脈は動脈でも、カラダの部位によって血管の構造が違うんだ

まずは弾性動脈の領域から解説しましょう。弾性動脈は心臓に近い位置に分布しています。だから送り出された血液を全身に運ぶだけでなく「脈圧を小さくする」という役割も担っているんです

脈圧を小さくするってどういうこと？

そもそも心臓から血液が出てくるときは「ちょろちょろ〜」とゆっくり少しずつ出てくるわけじゃないんだ。イメージとしては「ドクン！ドクン！」と勢いよく飛び出てくる感じだな

そう！ だから心臓に近い位置にある動脈は、その圧力をしっかりと受け止めて、かつ、脈圧を小さくしてなめらかな血流にする必要があるんです

勢いが良すぎると血管に負担がかかっちゃうのか？

🖐 DIGEST

- 動脈には「弾性動脈」と「筋性動脈」の2つの領域がある
- 弾性動脈は心臓から送り出された血液の圧力を受け止め、脈圧を小さくしてなめらかな血流にしている
- そのため弾性動脈の壁はゴムのように弾力性がある

ま、そういうことだな！

逆に考えると、心臓近くの弾性動脈は毎日ぶつかり稽古をしてるのか…？ 心配だ…

それが大丈夫なんです！なぜなら弾性動脈の壁はゴムのように弾力性があるから！

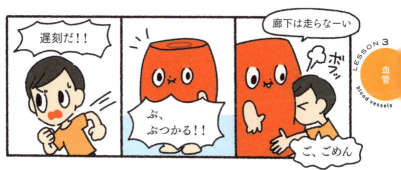

こんな感じで血管がぽよーんと受け止めるのか？

そうです。心臓から血液が「ドクン！」と出てきたらちょっとだけふくらんで受け止め、心臓の拍出が止まった瞬間にたまった血液をゆっくりと流していくというしくみです

LESSON 3 　血管

▶ 血管の直径をキュッと絞って血圧を下げる

筋性動脈
きんせいどうみゃく

マスキュラーアーテリー
muscular artery

キュッと絞って血流をなめらかにしてやろう

　臓器の中に入り込む細い動脈を「筋性動脈」といいます。**筋性動脈は血圧を下げる任務を担っています**

今度は血圧を下げるの？

　そうなんです。筋性動脈の壁には平滑筋細胞がたくさんつまっています。**平滑筋細胞が収縮すると血管の直径が絞られるので、同時に血圧も下げることができるのです**

　めちゃくちゃ細い路地を120kmのスピードで走り抜けたりできないだろ？ それと同じで、血管の直径を細くして強制的に血液の勢いも抑えてるんだ

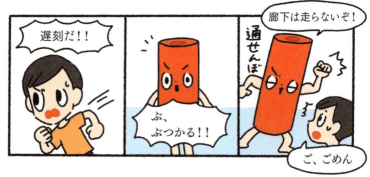

🔥 DIGEST

- 臓器の中に入り込む細い動脈を「**筋性動脈**」と呼ぶ。筋性動脈は**血圧を下げる役割を担う**
- そのため筋性動脈の壁には平滑筋細胞が含まれる
- 動脈のつながる先である毛細血管は血流の圧力が強すぎると耐えられないため血圧を下げて血流をゆるやかにする必要がある

なるほど。じゃあ弾性動脈と筋性動脈はもともとの太さも違うのか？

そう！ 弾性動脈の直径はだいたい 2.5cm。対する筋性動脈は、だいたい直径 0.1mm ぐらいだ

そんなに違いがあるのか！ めちゃくちゃ細いんだな

ほら、医療器具に「カテーテル」っていうのがあるだろ？あの器具を通すのは弾性動脈の領域なんだ

でも、そもそもなんで血圧を下げないといけないの？

動脈のつながる先は毛細血管でしたよね。この毛細血管はとてもペラペラで、圧力が強すぎるととても耐えられないんです

だからあらかじめ血圧を下げて血流をゆるやかにしておくのね！

LESSON 3
血管
blood vessels

LESSON 3 血管

▶ 血液と組織間で物質を交換する
毛細血管
もうさいけっかん
キャピラリー
capillary

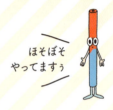
ほそぼそ
やってますぅ

動脈にはゴムのような弾力性を持つ「弾性動脈」と、平滑筋細胞によって直径が絞られる「筋性動脈」がありました。血管は末端にいくに従って、どんどん細くなり同時に圧力も下がっていきます

じゃあ筋性動脈よりも末端にある毛細血管はもっと細いのか？

そのとおり！毛細血管は名前のごとく「髪の毛のようにほっそり」とした血管です。こんなペラペラの細い血管に、勢いよく"ボン！ボン！"血液を流したら大変でしょう？ だから、**毛細血管を流れる血液の血圧は、弾性動脈を流れる血液の血圧の10分の1程度しかない**んです

動脈の流れが「激流」なら、毛細血管の流れは「清流」だな。ゆったりサラサラ流れてるぜ

そんな**毛細血管の大きな役割は血液と組織との間で行われる「物質の交換」**です。毛細血管は別名「交換血管」とも言われるんです。どんな物質を交換していると思いますか？

128

DIGEST

- 毛細血管は髪の毛のように細い
- 毛細血管を流れる血液の血圧は、弾性動脈を流れる血液の10分の1程度しかない
- **毛細血管の大きな役割は血液と組織との間で行われる「物質の交換」**。酸素と二酸化炭素、ブドウ糖や脂質と老廃物の交換を行う

酸素と二酸化炭素の交換だよな！

正解！ ただそれだけじゃないぜ？ 酸素と一緒にブドウ糖や脂質といった栄養素と老廃物も交換しているんだ

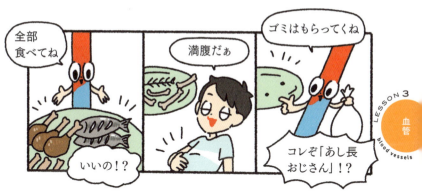

必要なものを全部運んできてくれるだけじゃなくて、いらないものは回収してくれるなんて、なんてイイ奴なんだ…！

たとえぺらっぺらでも"デキる"血管なんだね！

LESSON 3 血管

▶ 心臓までゆるやかに血液を戻す
静脈
じょうみゃく
ヴェイン
vein

逆走は
許しませんことよ

ここからは心臓への帰り道「静脈」についてお話しします。静脈は毛細血管に比べるとやや直径が太くなり、平滑筋も若干含まれています。とはいえ、動脈に比べれば、はるかに薄くてペラペラの血管です

そうなんだ。静脈は動脈と同じぐらいの太さをしていると思ってた

違うんですよ。心臓から血液が送り出されるときは、その圧力に耐えられる太さが必要です。でも心臓に血液が戻るときはゆるやかに戻っていくので丈夫につくる必要がないんです

でも静脈は、ほかの血管にはない「ある特徴」を持ってるんだよな？

そうなんです。**静脈の内側の壁はひだのように突き出していて「弁」をつくっています。**「弁」ってどこかで聞いたことあるでしょう？

心臓の心室基底面にも「弁」があったな！

130

DIGEST

- 静脈は毛細血管に比べるとやや直径が太く、平滑筋もやや含まれる。しかし動脈に比べると薄くてペラペラの血管
- 静脈は内側の壁がひだのように突き出していて「弁」をつくっている。これにより血液が逆流せず、スムーズに循環できる

そう、そう！ それと一緒で血液を逆流させないために、静脈にもちゃんと弁があるんです。このおかげで、血流がゆっくりでも血液が逆流することがありません

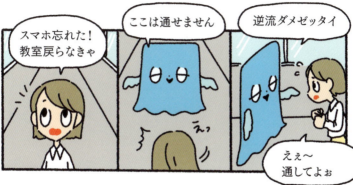

動脈には「弁」がないよね？ あってもよさそうじゃない？ 逆流したりしないの？

動脈に弁がないのは心臓から押し出される力だけで、十分に血液を運ぶことができるからだぜ

むしろ血圧や脈圧を下げないといけないぐらい強い勢いがあるんだもんな

そのとおりです。むしろ、動脈には「弁」のような障害物があったらダメ！ 弁があるのは心臓の出口と静脈だけですよ

LESSON 3 血管

▶ それぞれの役割にマッチした構造
血管の構造
ストラクチャーオブブラッドヴェセル
structure of blood vessel

分布する領域によって構造が違うんだ

血管は基本的に「内膜」「中膜」「外膜」の3つの壁が重なって構成されています

☑ **内膜** ……
tunica intima

☑ **中膜** ……
tunica media

☑ **外膜** ……
tunica adventitia

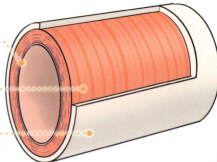

三層構造なんだね

そうです。もっとも内側には「内膜」、中間に「中膜」、外側のやわらかい結合組織が「外膜」です。ただし**動脈、毛細血管、静脈は、それぞれ役割が違いましたよね。だから壁の構造も少しずつ異なるんです**

動脈にも「弾性動脈（124ページ）」と「筋性動脈（126ページ）」があっただろ？ それぞれ壁の構造が違うんだ

次のページでそれぞれの血管の特徴を確認していきましょう

🖐 DIGEST

- **血管は「内膜」「中膜」「外膜」の3つの壁が重なって構成される**
- もっとも内側に「内膜」、中間に「中膜」、外側のやわらかい結合組織を「外膜」と呼ぶ
- 動脈、毛細血管、静脈は、それぞれ役割が異なるため壁の構造にも違いがある

弾性動脈

- 弾性板 elastic lamina
- 内膜 tunica intima
- 中膜 tunica media
- 平滑筋細胞 smooth muscle cell

中膜にゴムのような弾性繊維が多く含まれている

筋性動脈

- 弾性板 elastic lamina
- 内膜 tunica intima
- 中膜 tunica media
- 外膜 tunica adventitia
- 平滑筋細胞 smooth muscle cell

中膜に平滑筋細胞が多く含まれている

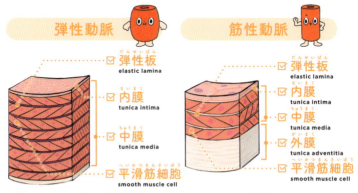

毛細血管

- 内皮細胞 endothelial cell
- 基底膜 basement membrane

中膜や外膜はなく、内皮細胞のみで構成されている。その外側に基底膜と呼ばれるコラーゲン成分が、オブラート状に若干くっついている

静脈

- 中膜 tunica media
- 外膜 tunica adventitia
- 内膜 tunica intima
- 弁 valve

外膜、中膜、内膜の三層構造だが、中膜が極めて薄い。内膜が弁をつくっている

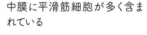
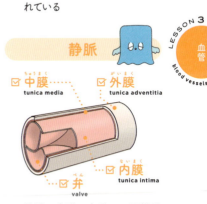

LESSON 3 血管 blood vessels

LESSON 3 血管

▶ 動脈と静脈の走っている場所

全身の動脈と静脈
アーテリーアンドヴェインインザホウルボディ
artery and vein in the whole body

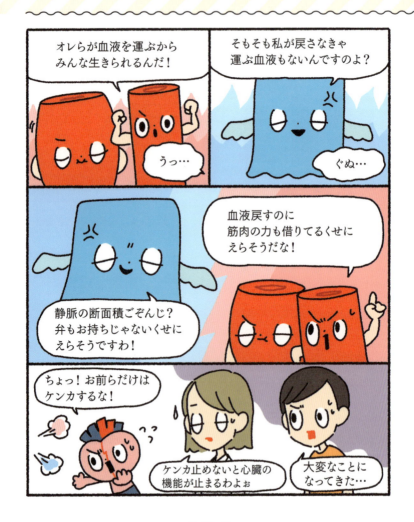

🔥 DIGEST

- 心臓から出た血液を全身の筋肉や組織に届けているのが動脈
- そこから心臓へ再び血液を戻しているのは静脈
- **動脈と静脈は循環系における役割は異なるが、同じような走り方をしている**
- しかし全てが同じというわけではなく要所で異なる箇所がある

ここからは全身を流れる血管についてお話しします。心臓から出たあとの動脈はどんな走り方をしているのか、そして静脈はどのようなルートで心臓まで血液を戻していくのか。楽しみでしょう？ まずは136〜137ページで全身を流れる動脈と静脈の全体像を確認してみましょうね

動脈も静脈も走り方が似てない？
隣どうしを流れてるみたいじゃない？

そうなんです。まさに**全身の動脈と静脈は同じような走り方をしています。でも、ちょっとだけ違うところがある**ので、そこにフォーカスしながら解説していきましょう

なんだぁ。さっきはケンカしてたけど実は仲良しなんじゃなぁい

仲がいいほどなんとやら…というかなんというか。そもそも血管どうしがケンカしてたら循環系は絶対に機能しないんだ。それはすなわちオレの命の危機でもあるからな。困ったもんだぜ…

ビートも苦労してるんだなぁ
（というか、そんなに血管って大事なのか！？）

主な全身の動脈

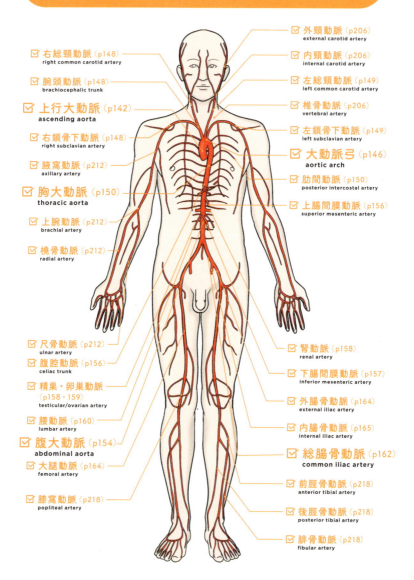

主な全身の静脈

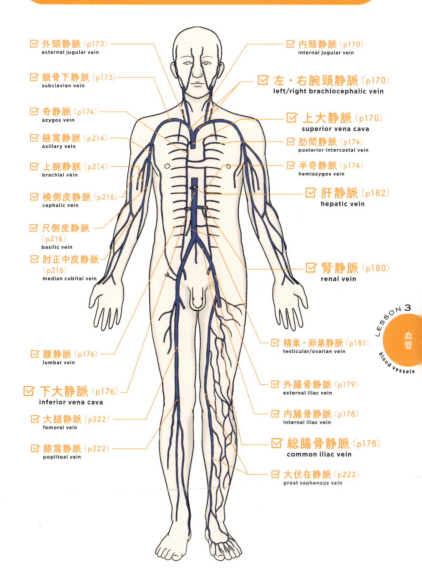

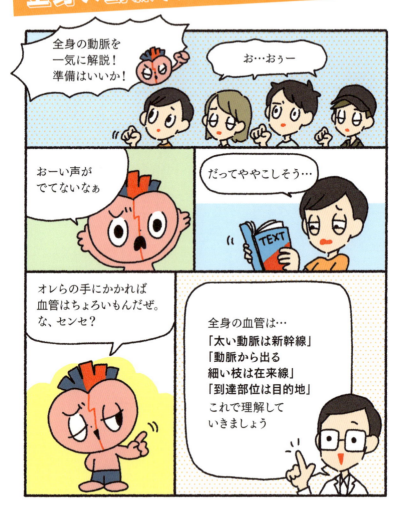

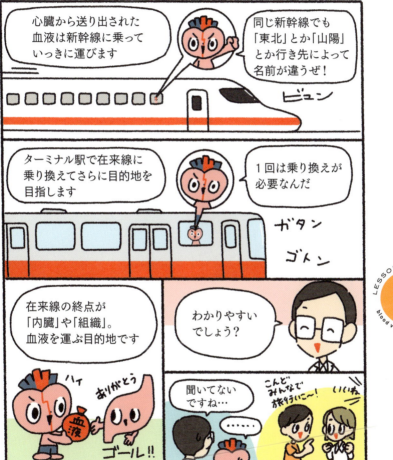

LESSON 3 血管

▶ 全身に伸びるぶっとい血管！
大動脈
だいどうみゃく
エイオータ
aorta

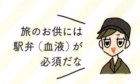
旅のお供には駅弁（血液）が必須だな

大動脈の概観

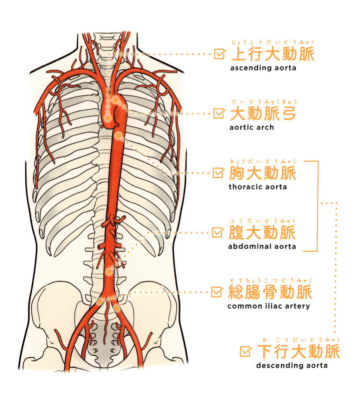

- ☑ 上行大動脈（じょうこうだいどうみゃく）
  ascending aorta
- ☑ 大動脈弓（だいどうみゃくきゅう）
  aortic arch
- ☑ 胸大動脈（きょうだいどうみゃく）
  thoracic aorta
- ☑ 腹大動脈（ふくだいどうみゃく）
  abdominal aorta
- ☑ 総腸骨動脈（そうちょうこつどうみゃく）
  common iliac artery
- ☑ 下行大動脈（かこうだいどうみゃく）
  descending aorta

🔥 DIGEST

- 心臓から送り出された血液は「大動脈」を通って全身に運ばれる
- 大動脈のうち頭へ上るのが「**上行大動脈**」、お腹の方へ下るのが「**下行大動脈**」、2つにわかれて腰へ向かうのが「**総腸骨動脈**」である

心臓から送り出された血液は、まず、この大きな動脈「大動脈」を通って全身に運ばれていきます

ここに登場する大動脈が、139ページで解説した「新幹線」ってわけさ！

頭へ向かう新幹線が「**上行大動脈**」、お腹へ向かう新幹線が「**下行大動脈**」、腰へ向かう新幹線が「**総腸骨動脈**」となっていますね

だけどよく見ると新幹線の線路が途中で切れちゃってるね

そこで「在来線＝細い動脈の枝」に乗り換えてさらに目的地を目指すんだな

そういうことです。ではさっそく！ それぞれの大動脈とそこから出る枝について解説していきましょう

LESSON 3
血管
blood vessels

LESSON 3 血管

▶心臓から上に登る新幹線

上行大動脈
じょうこうだいどうみゃく

アセンディングエイオータ
ascending aorta

心臓から上に飛び出す新幹線だ

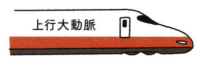

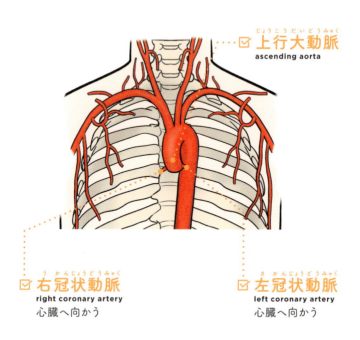

☑ **上行大動脈**
じょうこうだいどうみゃく
ascending aorta

☑ **右冠状動脈**
うかんじょうどうみゃく
right coronary artery
心臓へ向かう

☑ **左冠状動脈**
さかんじょうどうみゃく
left coronary artery
心臓へ向かう

DIGEST

- 心臓から出てきた血液は「上行大動脈」に流れる
- 上行大動脈から出る枝は心臓に血液を送る **「右冠状動脈」**と**「左冠状動脈」**である
- 上行大動脈はすぐにUターンして下側に向きを変える

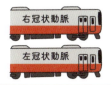

心臓から出てきた血液は、まず上側に向かいます。そのときに通る道が「上行大動脈」です

上行大動脈から出る枝は「右・左冠状動脈」だ。どこかで聞いたことのある名前だろ？

おっ！ 心臓に血液を送る血管だな！

正解です！ ちなみに上行大動脈はすぐにUターンして下側に向きを変えます

わざわざ上に出てUターンするの？ なんでまた…

心臓にあるポンプの出口が上側についているから（笑）上に出ていくしかないんです

上行大動脈から出る枝

右冠状動脈 (うかんじょうどうみゃく)
ライトコロナリーアーテリー
right coronary artery

上行大動脈はすぐに2本の枝にわかれます。1つが「右冠状動脈」です。心臓の右心側（正面）へと血液を運ぶ血管です

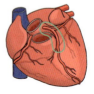

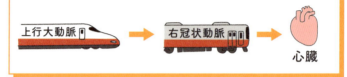

左冠状動脈 (さかんじょうどうみゃく)
レフトコロナリーアーテリー
left coronary artery

「右冠状動脈」ときたら……！ そう2本目の枝は「左冠状動脈」。心臓の左心側へと血液を運ぶ血管ですね

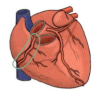

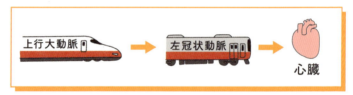

冠状動脈は心臓から直接伸びている血管なんだと思ってたよ

いや…まぁ実はそれが正解なんだよなぁ

心臓に血液を運ぶ冠状動脈は、心臓の出口にある大動脈弁（72ページ）のすぐ上から出ています。だから厳密にいうと、**冠状動脈は心臓にくっついている**んです

えぇ…。じゃあ上行大動脈はなんなんだ？

冠状動脈とほぼ一緒ですねぇ…。一応、解剖学の世界では杓子定規に「上行大動脈から右・左冠状動脈が出ている」という言い方をするんです

もう…ややこしいなぁ！

じゃあ冠状動脈は"新幹線"なの？"在来線"なの？

心臓が東京駅だとするならば、冠状動脈は東京駅から出ている在来線だと考えればよいですね

145

LESSON 3 血管

▶下方向へUターンする場所
大動脈弓
だいどうみゃくきゅう

エイオリックアーチ
aortic arch

ボクもよく道を間違って こんな感じでUターンする

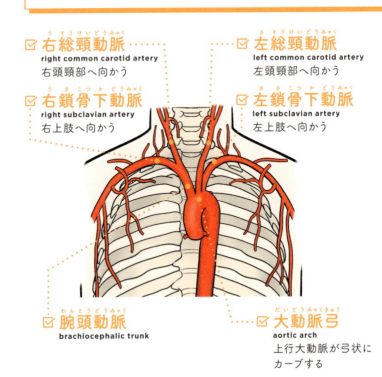

- ☑ **右総頸動脈** (うそうけいどうみゃく)
  right common carotid artery
  右頭頸部へ向かう

- ☑ **左総頸動脈** (さそうけいどうみゃく)
  left common carotid artery
  左頭頸部へ向かう

- ☑ **右鎖骨下動脈** (うさこつかどうみゃく)
  right subclavian artery
  右上肢へ向かう

- ☑ **左鎖骨下動脈** (さこつかどうみゃく)
  left subclavian artery
  左上肢へ向かう

- ☑ **腕頭動脈** (わんとうどうみゃく)
  brachiocephalic trunk

- ☑ **大動脈弓** (だいどうみゃくきゅう)
  aortic arch
  上行大動脈が弓状にカーブする

🖐 DIGEST

- 上行大動脈は動脈弓でUターンをして下向きへ方向を変える
- 大動脈弓からは大きな枝が3つ出ている。1本目は「腕頭動脈」、2本目は「左総頸動脈」、3本目が「左鎖骨下動脈」だ
- 腕頭動脈は「右鎖骨下動脈」と「右総頸動脈」の2本にわかれる

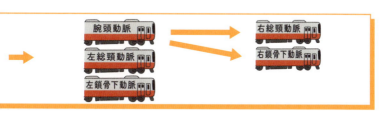

心臓から出てきた直後の動脈は上に向かっていましたよね。これは上行大動脈(142ページ)といいました。その**上行大動脈は、この大動脈弓でUターンをして下向きへ方向を変えます**

英語でもアーチ(arch)って書いてあるだろ?

そして大動脈弓からは大きな枝が3本出ています。1本目が「腕頭動脈」、2本目が「左総頸動脈」、3本目が「左鎖骨下動脈」です

なんだか"左"に偏ってない…?

そう、不安になりますよね。でもご安心ください。**腕頭動脈はたちまち「右鎖骨下動脈」と「右総頸動脈」の2本にわかれるんです**

147

大動脈弓から出る枝

腕頭動脈（右総頸動脈）
right common carotid artery

大動脈弓から出る大きな3本の枝のうちの1つ「腕頭動脈」は「右総頸動脈」と「右鎖骨下動脈」にわかれます。右総頸動脈は右頭頸部へと向かいます

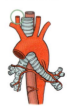

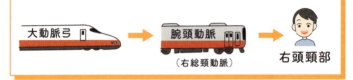

腕頭動脈（右鎖骨下動脈）
right subclavian artery

腕頭動脈がわかれて成り立つ「右鎖骨下動脈」は、右側の上肢へと向かいます

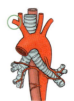

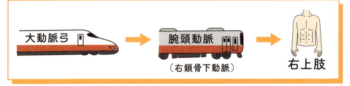

左総頸動脈 レフトコモンカロティッドアーテリー
left common carotid artery

左総頸動脈は簡単にいうと頭へ向かう血管のこと。さて頭には何がありますか？ え？ 髪の毛！？ ……不正解！ 頸動脈は「顔」と「脳」に血液を送る血管です

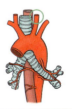

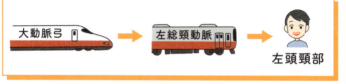

左鎖骨下動脈 レフトサブクレヴィアンアーテリー
left subclavian artery

大動脈弓から出る左鎖骨下動脈は、左側の腕へ向かう血管です。大動脈弓からは頭部へ向かう左右の総頸動脈と上肢に向かう左右の鎖骨下動脈が出ているというわけです

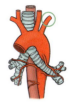

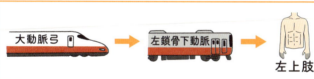

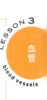

LESSON 3 　血管

▶ 胸の真ん中を走るちょろい血管

胸大動脈
きょうだいどうみゃく

ソラシックエイオータ
thoracic aorta

みんなダイスキ
"ちょろ"血管！

胸大動脈

- ☑ **胸大動脈**
  きょうだいどうみゃく
  thoracic aorta

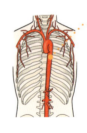

- ☑ **気管支動脈**
  きかんしどうみゃく
  bronchial artery
  気管支へ向かう

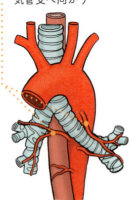

- ☑ **肋間動脈**
  ろっかんどうみゃく
  posterior intercostal artery
  胸の壁やお腹の壁へ向かう

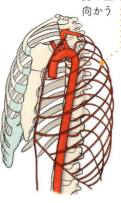

150

DIGEST

- 胸の真ん中を下行していくのが「胸大動脈」である
- 胸大動脈から出ていく枝は「気管支動脈」と「肋間動脈」

~~~~~~

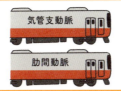

実は…胸にある大きな動脈についてお話しすることはほとんどありません……！

ええっ！？　そんなことある！？

そういうこともあります…！　覚えることはちょこっとだけです。胸の真ん中をズドンと下っていくのが「胸大動脈」です。さらに胸大動脈から出ていく枝は「気管支動脈」と「肋間動脈」です

LESSON 3
血管
blood vessels

気管支動脈と肋間動脈については、次のページで解説するぜ

胸大動脈についてはどんな特徴があるの？

胸大動脈ですか…？　うーん…特徴…「たいしたことない」というのが特徴ですかねぇ…

本当に話すことがないのね…

151

胸大動脈から出る枝

気管支動脈 ブロンキアルアーテリー bronchial artery

気管支にそって肺の中へ入り込む動脈です。「肺の中へ」といっても肺動脈（186ページ）とは働きが異なります。気管支や胸膜に栄養を運ぶための血管です

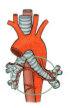

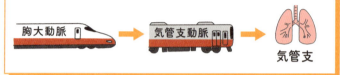

肋間動脈 ポステリアインターコスタルアーテリー posterior intercostal artery

肋間動脈は、名前のとおり、胸の壁に向かう血管です。細い枝が左右12本にわかれています。正直、たいした血管ではないので忘れても大丈夫（なんちゃって）

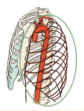

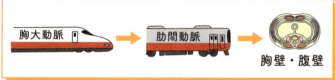

気管支動脈は肺の中へ入り込む血管みたいだけど、肺に酸素を運ぶわけではないの？

はい、ほぼ関係ありません！ あとから登場する「**肺動脈（186ページ）**」は酸素を運び、二酸化炭素を持ち帰ります。この肺動脈がたくさん働いてくれるんです。だから**気管支動脈という細い枝は、主に気管支と胸膜に栄養を運んでいく仕事を担っています**

胸膜っていうのは、肺の表面のツルツルした部分のこと！ 気管支と胸膜が必要とする血液を気管支動脈が運んでいるぜ

肺動脈がいるから肺には栄養を持って行かなくてもいいよ～ってこと？

そうです。気管支動脈も肺動脈に対して100分の1ぐらいの血液は運んできてくれるんですけどね。ちょっと特殊な血管なんです。だから忘れても大丈夫！

忘れてもいい！？ ちょろい血管もあるのかぁ

この感じだと「全身の動脈」ってめちゃくちゃ楽勝なんじゃないか？

ふふふ。どうでしょう～？ 腹大動脈が楽しみですねぇ

LESSON 3 血管

▶ お腹を通る派手な動脈

腹大動脈
ふくだいどうみゃく

アブドミナルエイオータ
abdominal aorta

メインディッシュの時間だぜぇ〜

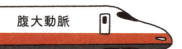

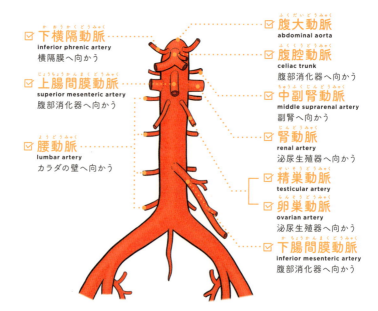

- ☑ **下横隔動脈**（かおうかくどうみゃく）
  inferior phrenic artery
  横隔膜へ向かう

- ☑ **上腸間膜動脈**（じょうちょうかんまくどうみゃく）
  superior mesenteric artery
  腹部消化器へ向かう

- ☑ **腰動脈**（ようどうみゃく）
  lumbar artery
  カラダの壁へ向かう

- ☑ **腹大動脈**（ふくだいどうみゃく）
  abdominal aorta

- ☑ **腹腔動脈**（ふくくうどうみゃく）
  celiac trunk
  腹部消化器へ向かう

- ☑ **中副腎動脈**（ちゅうふくじんどうみゃく）
  middle suprarenal artery
  副腎へ向かう

- ☑ **腎動脈**（じんどうみゃく）
  renal artery
  泌尿生殖器へ向かう

- ☑ **精巣動脈**（せいそうどうみゃく）
  testicular artery

- ☑ **卵巣動脈**（らんそうどうみゃく）
  ovarian artery
  泌尿生殖器へ向かう

- ☑ **下腸間膜動脈**（かちょうかんまくどうみゃく）
  inferior mesenteric artery
  腹部消化器へ向かう

🔥 DIGEST

- 腹大動脈から出る動脈は多くある
- **胸大動脈と腹大動脈の2つを合わせて「下行大動脈」と呼ぶ**

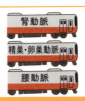

おいおい…腹大動脈から出る枝の動脈ってこんなにあるのか…!?

そうなんです！150ページの胸大動脈とは大違いでしょう？お腹に入ってくると、途端に血管は華々しくなるんです

言わずもがな**胸大動脈と腹大動脈はつながってるぜ！2つを合わせて「下行大動脈」というんだ。**あまりにも長いから場所によって名前がわかれてるぞ

華やかなのはいいけど…ややこしそうねぇ…

そういうと思いました！だから、腹大動脈から出る枝は「グループ」にわけて解説していきますよ

腹大動脈から出て腹部消化器へ向かう枝

腹腔動脈 | セリアックトランク celiac trunk

お腹の重要臓器である消化器に向かう枝は3つ！ 腹大動脈から真正面（お腹側）に向かって枝が出ています。そのうちの1つが「腹腔動脈」です

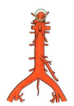

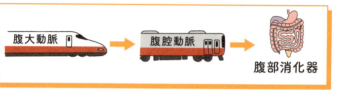

上腸間膜動脈 | スペリオールメズンテリクアーテリー superior mesenteric artery

2本目の枝は腹腔動脈のすぐ下に位置している「上腸間膜動脈」です。こちらも行き先はもちろん、お腹にある胃腸などの消化器です

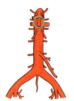

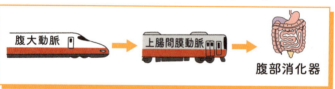

下腸間膜動脈 (かちょうかんまくどうみゃく)

インフェリアメズンテリクアーテリー
inferior mesenteric artery

腹部消化器へ向かう動脈の3本目が「下腸間膜動脈」です。腹腔動脈と上腸間膜動脈は腹大動脈の上の方にありますが、下腸間膜動脈だけはかなり下に位置しています

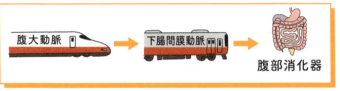

腹腔動脈が真正面に血管が出てるってどういうこと…?

前下がりに出ているって感じかな？
そうじゃないとお腹をつきやぶっちゃうからな…

腹部消化器へ向かう3本の枝は、それぞれ1本ずつの「無対」です。察しのいい方はもうお気づきですね？ 次のページから「有対」の枝が登場します

LESSON 3 血管 blood vessels

腹大動脈から出て泌尿生殖器へ向かう枝

腎動脈 | renal artery（リーナルアーテリー）

腎動脈は泌尿生殖器の中でも腎臓に向かっていく動脈です。左右に1本ずつの「有対」の枝です。なぜ有対なのかというと腎臓が左右に1つずつあるからです

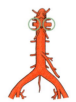

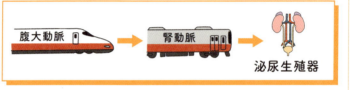

精巣動脈 | testicular artery（テスティキュラアーテリー）

「精巣動脈」も有対の枝で構成されています。カラダのお腹側に向かって、とても細い枝が2本伸びています。行き先はもちろん精巣です

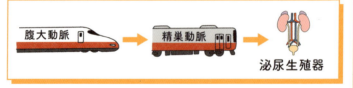

卵巣動脈 (らんそうどうみゃく)
オウヴァリアンアーテリー
ovarian artery

「卵巣動脈」は卵巣に向かう血管です。
精巣動脈と同じ血管じゃないのかって？
そのとおり。男性であれば精巣に向かい、
女性であれば卵巣に向かいます

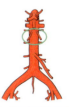

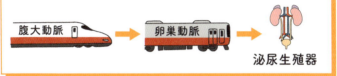

腹大動脈 → 卵巣動脈 → 泌尿生殖器

LESSON 3
血管
blood vessels

精巣や卵巣に向かう血管がお腹から伸びているのは不思議ね

それは精巣や卵巣はもともとお腹に近い場所で発生し、産まれるまでに位置が下がっていくからです。だから腹大動脈から伸びる枝が面倒を見ているんですよ

骨盤の中にある内臓には別の動脈が伸びてるぜ！（162ページ）。卵巣と精巣だけは特別ってことだな

腹大動脈から出る細かい枝

腰動脈 | ランバーアーテリー lumbar artery

「腰動脈」から出る4本の枝はすべて腰と背中の壁に向かいます。胸大動脈から出る肋間動脈(150ページ)と同じパターンだと考えてOKです

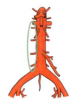

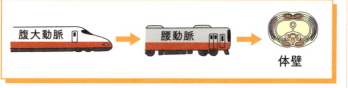

下横隔動脈 | インフェリアフレニックアーテリー inferior phrenic artery

横隔膜に向かうのが「下横隔動脈」です。有対の枝で構成されています。細かい枝といいつつ、位置、太さ、向かっていく場所がわりと"はっきり"していますね

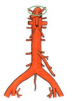

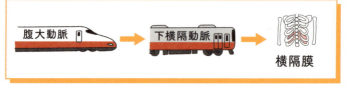

中副腎動脈 | ミドルスプラリーナルアーテリー middle suprarenal artery

「中副腎動脈」は副腎と呼ばれる臓器に向かいます。これはズバリ忘れても良い血管（笑）！「こんな血管もあるんだ。へぇ〜」で大丈夫！

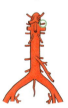

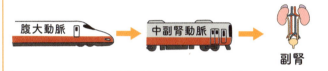

腹大動脈 → 中副腎動脈 → 副腎

有対の血管は左右に2本の枝が伸びているわよね？違うルートを通って同じ場所へ向かうの？

いいえ。有対の血管が向かう先にあるのは腎臓、精巣、卵巣などですよね。**これらの臓器は左右に1つずつあるでしょう？　だから、それぞれ1本ずつが左右の臓器に伸びているんです**

そういうことだったのか！

腹大動脈から伸びる枝はたくさんあるけど、とくに「腹部消化器」と「泌尿生殖器」に向かう枝だけはしっかり覚えておこうぜ！

LESSON 3 血管

▶骨盤の周辺に向かう太い血管
総腸骨動脈
そうちょうこつどうみゃく
コモンイリアックアーテリー
common iliac artery

commonとあったら分岐の合図！

総腸骨動脈

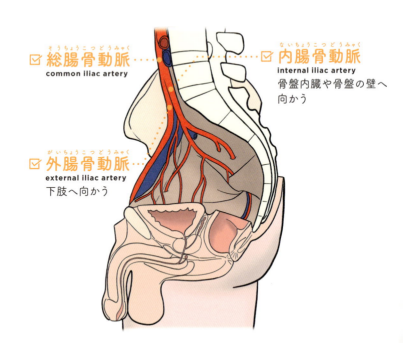

☑ **総腸骨動脈** そうちょうこつどうみゃく
common iliac artery

☑ **外腸骨動脈** がいちょうこつどうみゃく
external iliac artery
下肢へ向かう

☑ **内腸骨動脈** ないちょうこつどうみゃく
internal iliac artery
骨盤内臓や骨盤の壁へ向かう

DIGEST

- 下行大動脈（胸大動脈・腹大動脈）は、骨盤の入り口で左右にわかれる
- 分岐した先が「**総腸骨動脈**」である
- 総腸骨動脈はすぐに「**外腸骨動脈**」と「**内腸骨動脈**」にわかれる

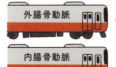

心臓からだいぶ下がってきたな！
これは腰のあたりにある動脈？

下行大動脈（胸大動脈・腹大動脈）は、骨盤の入り口にある仙骨の上のあたりで左右にわかれます。ここからが「総腸骨動脈」です。腸骨とは骨盤の骨の一部。だから"骨盤あたりの動脈"を総腸骨動脈と呼ぶんです

LESSON 3
血管
blood vessels

そして総腸骨動脈はすぐに2つの枝にわかれるぜ。英語だと「common iliac artery」っていうんだけど、名前に「common」がついてるときは"ただちにわかれる"っていう予告でもあるんだ

そうですね。**総腸骨動脈は「外腸骨動脈」と「内腸骨動脈」から成り立つ動脈です。**2つにわかれる手前を「総腸骨動脈」と呼びます

総腸骨動脈から出る枝

外腸骨動脈 (がいちょうこつどうみゃく) — エクスターナルイリアックアーテリー external iliac artery

外腸骨動脈は骨盤の"外"に向かう血管。骨盤の外には何がありますか? … お尻? 不正解。外腸骨動脈は下肢に向かって伸びる血管です

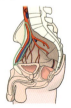

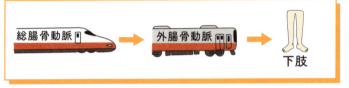

大腿動脈 (だいたいどうみゃく) — フェモラルアーテリー femoral artery

お腹の壁と太ももの間の凹みには鼠径靭帯が通っています。鼠径靭帯と骨盤の隙間を外腸骨動脈が通り抜けると、なんと「大腿動脈」に名前が変わるんです

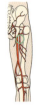

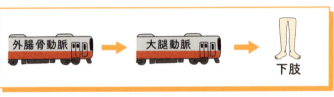

内腸骨動脈 | インターナルイリアックアーテリー internal iliac artery

外腸骨動脈は骨盤の外側へ向かう動脈ですが、内腸骨動脈はどこに向かうでしょう？ もうわかりますね。骨盤の内側、つまり骨盤内臓と骨盤壁に向かいます

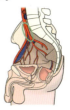

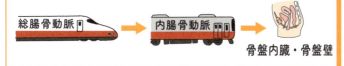

ここまでに紹介したのが「動脈のアウトライン」です。どうですか？ 思っていたよりも簡単で覚えやすいでしょう？

血管の名前がシンプルだからわかりやすいな

そうだろ？ じゃあこの調子で静脈についても勉強していこうぜ！

もときた道をそのまま帰ってくれればラクなのにな…

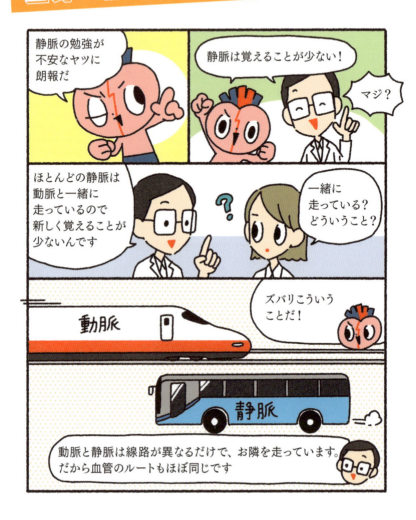

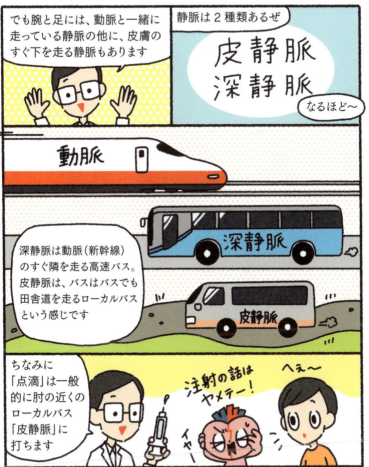

LESSON 3 血管

▶静脈は走る位置によって2種類

浅い静脈と深い静脈

スーパーフィシャルヴェイン / ディープヴェイン
superficial vein/deep vein

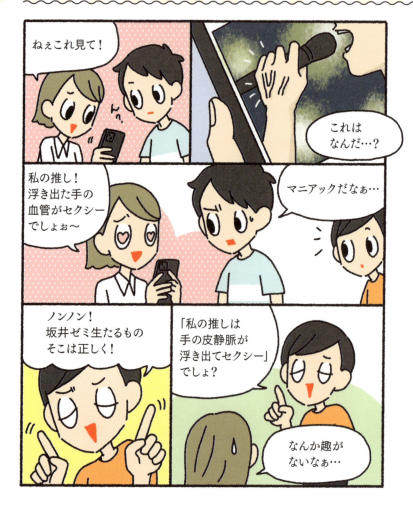

🔥 DIGEST

- 動脈と静脈はほぼ同じ場所を走っている
- 腕や足には、動脈と一緒に走る静脈だけでなく、皮膚のすぐ下を走る静脈がある
- **動脈と一緒に走る静脈が「深静脈」、皮膚の近くを走る静脈が「皮静脈」である**

166ページで少しお話ししたように、動脈と静脈はほぼ同じ場所を走っています。目的地を目指すときは電車、心臓に帰ってくるときはバスに乗っているイメージです

でも腕や足の静脈は走り方が少しだけ違うぜ

腕や足には、動脈と一緒に走る静脈だけでなく、皮膚のすぐ下を走る静脈があります。動脈と一緒に走っている静脈を「深静脈」、皮膚の近くを走る静脈を「皮静脈」といいます

腕や足にうっすら見える血管は「皮静脈」？

そのとおり！

私たちが目視できる手足の血管のほとんどは細い静脈なんです。それらを皮静脈と呼ぶんですよ

LESSON 3　血管

▶ 上半身の血液が心臓へ戻るまでのルート

上大静脈
じょうだいじょうみゃく

スペリオールヴェーナカーヴァ
superior vena cava

行きは列車で
帰りはバス旅だ

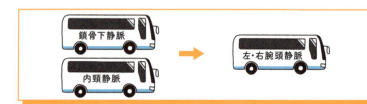

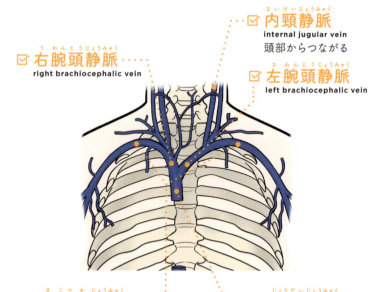

☑ **内頸静脈** ないけいじょうみゃく
internal jugular vein
頭部からつながる

☑ **右腕頭静脈** うわんとうじょうみゃく
right brachiocephalic vein

☑ **左腕頭静脈** さわんとうじょうみゃく
left brachiocephalic vein

☑ **鎖骨下静脈** さこつかじょうみゃく
subclavian vein
上肢からつながる

☑ **上大静脈** じょうだいじょうみゃく
superior vena cava

170

💡 DIGEST

- 上半身の血液は「**上大静脈**」、下半身の血液は「**下大静脈**」を通って心臓に戻ってくる
- 上大静脈には「**左腕頭静脈**」と「**右腕頭静脈**」が合流する
- 左右の腕頭静脈には「**内頸静脈**」と「**鎖骨下静脈**」が合流する

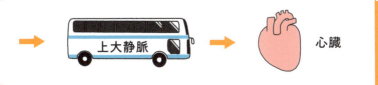

心臓から出ていく動脈は上方向に1本だけですが（142ページ）、心臓に血液を戻すときは、上からと下からの2つのルートが使われます

上半身の血液は「**上大静脈**」、下半身の血液は「**下大静脈**」を通って心臓に戻るのね

LESSON 3
血管
blood vessels

上半身の血液を心臓に戻す「**上大静脈**」は、「**左腕頭静脈**」と「**右腕頭静脈**」が合流して成り立つ血管です。さらに、この左右の腕頭静脈は「**内頸静脈**」と「**鎖骨下静脈**」が合流して成り立っています

動脈は「新幹線」に乗って一気に移動してから「在来線」に乗り換えて「目的地」に向かっただろ？ 静脈は「出発地点」から「ローカルバス」に乗って大きな駅まで向かうんだ。そこで「高速バス」に乗り換えて一気に「心臓」まで帰ってくるぜ

171

上大静脈に流れつく枝

腕頭静脈（わんとうじょうみゃく）
ブレイキアスィファリクヴェイン
brachiocephalic vein

上大静脈になる少し手前に、左右の腕頭静脈があります。この2本が合流して上大静脈に注ぎ込みます。腕頭動脈の隣を走る静脈ですよ

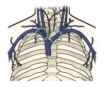

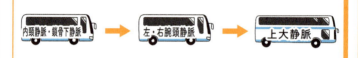

内頸静脈（ないけいじょうみゃく）
インターナルジャギュラーヴェイン
internal jugular vein

頭頸部からの血液を戻すために働くのが「内頸静脈」です。鎖骨下静脈（173ページ）と合流すると腕頭静脈を構成します

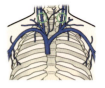

頭頸部

内頸静脈

左・右腕頭静脈

鎖骨下静脈 | サブクレイヴィアンヴェイン subclavian vein

鎖骨下静脈は上肢の血液を心臓へ戻すための血管です。腕頭静脈を辿っていくと現れるのが、この鎖骨下静脈と内頸静脈（172ページ）です

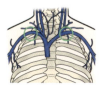

 上肢 → 鎖骨下静脈 → 左・右腕頭静脈

上肢から伸びる鎖骨下静脈と、頭頸部から伸びる内頸静脈が合流すると左右の腕頭静脈になります。この左右の腕頭静脈が注ぎ込むのが上大静脈です

総頸動脈（146ページ）はあるのに総頸静脈はないの？

内頸静脈と外頸静脈があるので総頸静脈がありそうでしょ？ でも**外頸静脈が"ちょろい皮静脈"**なので総頸静脈は存在しません。「じゃあ**総頸動脈の隣を走る太くて立派な静脈はなんなんだ！**」と思いますよね。実は**内頸静脈**なんです

ほぉー！ そういうことだったのか！

LESSON 3　血管

▶胸壁からの血液が集合する道
奇静脈
エイズィゴスヴェイン
azygos vein

キテレツが由来でも
信じちゃうぐらいのヘンな形!

上大静脈に流入する血管で、ちょっぴり大事なものが1本あります。それが「**奇静脈**」です

胸壁の後面に見える静脈の図

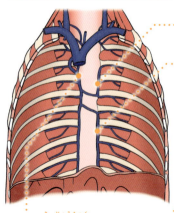

☑ **副半奇静脈**
accessory hemiazygos vein

☑ **半奇静脈**
hemiazygos vein

静脈だけを取り出した図

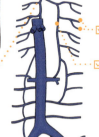

☑ **肋間静脈**
posterior intercostal vein

☑ **半奇静脈**
hemiazygos vein

☑ **奇静脈**
azygos vein
胸の壁からつながる

奇妙奇天烈な…静脈…!?

🔥 DIGEST

- 上大静脈に流入する血管のうち、胸の壁から伸びる肋間静脈は左右に縦のラインをつくる。しかし最終的にみな右側のラインに入ってから上大静脈に合流する
- この**右側のライン**を走る静脈を「**奇静脈**」という

じゃなくて 偶数と奇数の「奇」っていう意味で名前がついてるんだ。つまり「対をつくっていない静脈」ってことだぜ

胸の壁から伸びる肋間静脈は左右に縦のラインをつくります。でも、最終的にみんな右側のラインに入り込んでから上大静脈に合流するんです。この**右側で縦のラインをつくる静脈が「奇静脈」**です

ちなみに左側のラインは「**半奇静脈**」っていうんだけど…ちょっと名前が厄介なんだよなぁ…

そうですね（苦笑）**半奇静脈は上下にわかれています。下側が「半奇静脈」、上側は「副半奇静脈」**と呼ばれます

やっ、ややこしいなぁ！

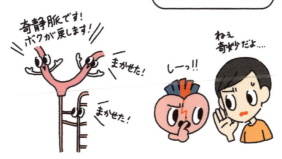

LESSON 3 血管

▶下半身エリアを担当する静脈
下大静脈
インフェリアヴェーナカーヴァ
inferior vena cava

下半身の血液は下大静脈交通さんが心臓へお届け！

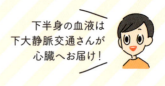

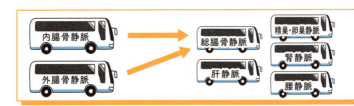

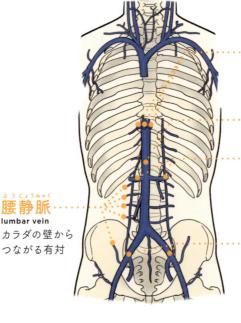

☑ **肝静脈**
hepatic vein
腹部消化器から
つながる3本

☑ **下大静脈**
inferior vena cava

☑ **腎静脈**
renal vein
腎臓から
つながる1対

☑ **腰静脈**
lumbar vein
カラダの壁から
つながる有対

☑ **総腸骨静脈**
common iliac vein
内腸骨静脈（骨盤の
壁と内臓からつながる）
と外腸骨静脈（下肢か
つながる）が合流

🖐 DIGEST

- 下半身から血液を心臓へ戻すときに使われるルートが「下大静脈」である
- 「内腸骨静脈」と「外腸骨静脈」が合流して「総腸骨静脈」になり、心臓まで上って下大静脈に注ぐ
- 途中で「腰静脈」「腎静脈」といった細い枝も合流する

 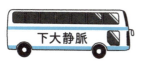 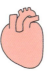

上半身にある臓器から心臓に血液を戻すときに通る道は、上大静脈です（170ページ）。ここで紹介する「**下大静脈**」は下半身からの血液を心臓へ戻すときに使われます

下大静脈は腹大動脈と比べると枝が少ないんだ。だから難しくないぜ〜

LESSON 3
血管
blood vessels

「内腸骨静脈」と「外腸骨静脈」が合流すると「総腸骨静脈」になります。これが心臓めがけて上ってきて下大静脈に注ぎ込まれるんです。この道中で「腰静脈」「腎静脈」といった細い枝からも血液が注ぎ込んでいます

176ページのイラストを見ると肝静脈も途中で仲間に加わっているね？

そうですね！でも肝静脈はある意味"別格"の静脈なんです。だから182ページで詳しく解説します

下大静脈に流れつく枝

総腸骨静脈　コモンイリアックヴェイン　common iliac vein

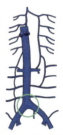

内外の腸骨静脈が合流して総腸骨静脈になると、さらに左右の総腸骨静脈が合流して下大静脈に注ぎ込みます。その後、下大静脈は心臓に向けてぐんぐん上っていきます

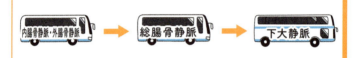

内腸骨静脈　インターナルイリアックヴェイン　internal iliac vein

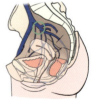

内腸骨動脈の行き先を覚えていますか？ そう、骨盤内臓と骨盤壁です。ということは！「内腸骨静脈」は骨盤内臓と骨盤壁から伸びる静脈の枝ですね

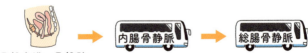

外腸骨静脈 (がいちょうこつじょうみゃく)
エクスターナルイリアックヴェイン
external iliac vein

外腸骨静脈は下肢からの血液を心臓へ戻すために使われる血管です。内腸骨静脈と合流した後は、総腸骨静脈を構成します

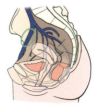

下肢 → 外腸骨静脈 → 総腸骨静脈

総腸骨静脈は左右にわかれています（176ページ）。これら2本の静脈が合流して下大静脈となり、その後、心臓めがけて一直線に上っていくんです

内腸骨静脈と外腸骨静脈が合流して、総腸骨静脈になるのね

そう！「内〇〇静脈」と「外〇〇静脈」が合流して「総〇〇静脈」にならないのは総頸静脈だけだ。なぜだか覚えてるか？ そう！ 外頸静脈（173ページ）が、ちょろい皮静脈だからだぜ

LESSON 3
血管
blood vessels

179

下大静脈に流れつく枝

腰静脈（ようじょうみゃく） ランバーヴェイン lumbar vein

腰静脈は腰動脈とほぼ同じ場所を走る有対の血管です。腰から伸びる血管だと思われがちですが、腰は腰でも体壁から伸びています

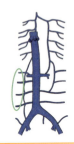

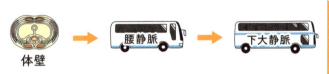

腎静脈（じんじょうみゃく） リーナルヴェイン renal vein

腎静脈は名前の通り腎臓から血液を戻すために使われる無対の血管です。腰静脈のように総腸骨静脈の途中に入り込んでくる枝です

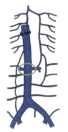

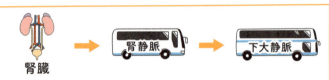

精巣静脈 <small>せいそうじょうみゃく</small> テスティキュラヴェイン **testicular vein**

右の精巣静脈は下大静脈に直接流入しますが、左の精巣静脈は一度腎静脈を経由してから下大静脈に流れ込みます。ちょっぴり寄り道をしてから心臓へ帰るんです

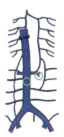

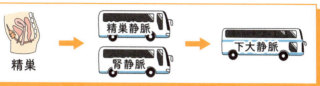

卵巣静脈 <small>らんそうじょうみゃく</small> オウヴァリアンヴェイン **ovarian vein**

左の卵巣静脈も腎静脈を経由してから下大静脈に流入します。これは「もともと左右2本にわかれていた下大静脈が生まれるときに右側に統合される」から。右の卵巣静脈は下大静脈に直接流入します

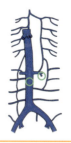

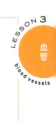

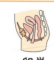

LESSON 3 血管

▶ お腹の血液が大集合する静脈
肝静脈
かんじょうみゃく
ヘパティックヴェイン
hepatic vein

心臓に戻るゾ！
全員集合！

腹部消化器に向かう動脈はあんなにいっぱいあったのに（154ページ）、静脈はたったの1本だけしかないのか？

そう！ 腹部消化器に向かう動脈は「腹腔動脈」、「上腸間膜動脈」「下腸間膜動脈」と3本もあるのに静脈は寂しいもんだよなぁ

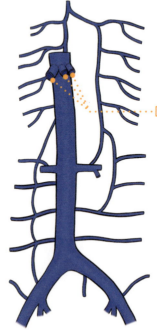

☑ **肝静脈**
かんじょうみゃく
hepatic vein
腹部消化器から
つながる3本

182

DIGEST

- 腹部消化器から心臓へ戻る血液は、みな「門脈」という血管を通って一度肝臓に集められ、3本の肝静脈に出て行く
- 肝静脈は下大静脈に流入する血管で肝臓の後ろ側にはまり込んでいる

ちゃんと全部戻せるのか不安じゃない？

問題ありません！ なぜなら**腹部消化器から心臓へ戻る血液は、みな「門脈」という血管を通って一度肝臓に集められる**からです。3本の動脈によってお腹全体に届けられた血液が心臓へ戻るときは、すべて肝臓に集約されて3本の「**肝静脈**」に出て行くんです

肝静脈って超働きものじゃん！

そうなんです。**肝静脈は下大静脈に流入する血管で、肝臓の後ろ側にはまり込んでいる**のが特徴です。肝臓から出ると横隔膜をつらぬきすぐに心臓へと戻っていきます

LESSON 3 血管 blood vessels

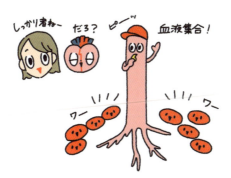

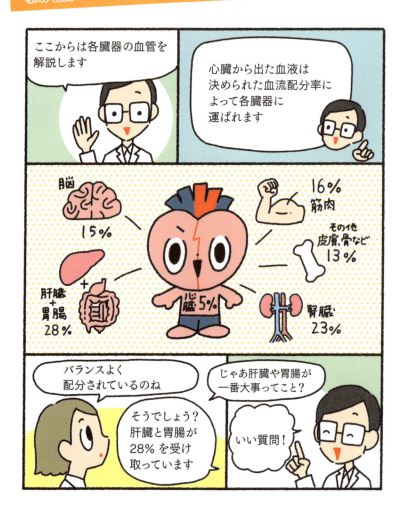

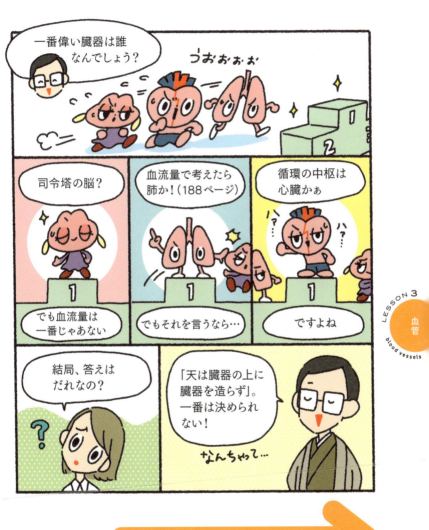

LESSON 3　血管

▶ 肺の働きを支える血管

肺動脈・肺静脈
はいどうみゃく　　はいじょうみゃく

パルモナリーアーテリー／パルモナリーヴェイン
pulmonary artery/pulmonary vein

☑ 肺動脈
はいどうみゃく
pulmonary artery
静脈血を肺に運ぶ

☑ 右肺静脈
うはいじょうみゃく
right pulmonary vein

☑ 左肺静脈
さはいじょうみゃく
left pulmonary vein

☑ 動脈管索
どうみゃくかんさく
arterial ligament
動脈管（p242）の痕跡

☑ 右肺静脈
うはいじょうみゃく
right pulmonary vein

☑ 肺動脈
はいどうみゃく
pulmonary artery

☑ 肺動脈幹
はいどうみゃくかん
pulmonary trunk
右・左肺動脈につながる

☑ 左肺静脈
さはいじょうみゃく
left pulmonary vein

186

🔥 DIGEST

- 心臓の右心室から出る「肺動脈」が肺に血液を送る
- 左肺静脈が2本、右肺静脈が2本、合計4本の静脈で血液を左心房に戻す
- 気管支動脈は気管支と胸膜に血液を送る血管。肺動脈から送り出される血流量の1パーセント程度しかない

186ページのイラストを見てください。心臓の右心室から出ている肺動脈が、肺に血液を運ぶ血管です。そして左肺静脈が2本、右肺静脈が2本、合計4本の静脈があります。この血管を使って血液を左心房に戻します

行きは1本だけど帰りは4本の血管が使われるのね

そうなんです。また150ページに登場した気管支動脈も肺と関係がある血管の1つです。これは気管支と胸膜に血液を送ります。でも血流量は肺動脈から送り出される量の1パーセント程度。ほんのちょっぴりです

ということは〜?

そう! ちょろい血管! 無視してもいい!

そうだと思ったぜ〜

LESSON 3　血管

▶ 素早く送り出して素早く戻す
肺循環
パルモナリーサーキュレーション
pulmonary circulation

6秒でできることってなにがあるかしら?

肺循環の特徴を紹介します。まず1つ目は「**血流量がとても多い**」という点です。実は全身に送られる量と同等の量が肺に送られています

肺と全身に同じ血液量が!? 意外だね

ただし、血圧に関しては全身に送り出す圧力の**6分の1（15mmHg）**程度しかありません

全身に送り出す圧力と同じ圧力で血液を流したら、肺が耐えらんないんだよなぁ…

そして2つ目は「肺を通り抜ける時間が極めて短い」という点です。心臓から全身を巡り、再び心臓へ戻ってくる時間はだいたい1分程度。でも肺に行ってから帰ってくるまでに必要な時間はたったの**6秒程度**です

あっという間に帰ってくるんだなぁ!

🔥 DIGEST

- **肺へ送られる血流量と全身に送られる量は同等**である。ただし血圧は、全身に送り出す圧力の6分の1（15mmHg）程度しかない
- **肺を通り抜ける時間は極めて短い**。肺を経由して心臓へ戻ってくるまでに必要な時間は**6秒程度**である

酸素と二酸化炭素のガス交換は、これぐらいで十分なんです。それに息があがるほど激しい運動をしたときなどは、もっと早くなります。なぜかというと、息切れするほど激しい運動をすると全身の臓器がより多くの酸素を必要とするので、心臓から全身に送り出す心拍出量が5倍に増えるからです。そうなると肺にも通常の5倍の血液が送られるんです

たくさん送られると早く帰ってくるの？

そのとおりです。通り抜ける時間は5分の1程度にまで短縮されます。約1.2秒ぐらいですね

一瞬で酸素と二酸化炭素を交換しないといけないのか…

そう。1.2秒あればガス交換はギリギリ間に合います。でも、肺の機能が悪い人などはガス交換をスムーズにできないので、激しい運動をすると酸素不足になりやすいんです

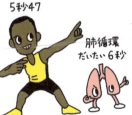
50m走 5秒47
肺循環 だいたい6秒

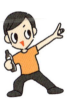
コーラ 一気飲み だいたい6秒

LESSON 3 血管

▶腹腔動脈・上腸間膜動脈・下腸間膜動脈

腹部消化器の動脈

アーテリーズトゥザアブドミナルダイジェスティブオーガンズ
arteries to the abdominal digestive organs

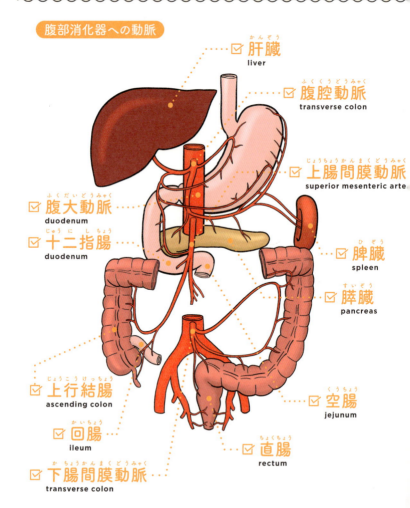

腹部消化器への動脈

- ☑ 肝臓 liver
- ☑ 腹腔動脈 transverse colon
- ☑ 上腸間膜動脈 superior mesenteric arte
- ☑ 腹大動脈 duodenum
- ☑ 十二指腸 duodenum
- ☑ 脾臓 spleen
- ☑ 膵臓 pancreas
- ☑ 上行結腸 ascending colon
- ☑ 空腸 jejunum
- ☑ 回腸 ileum
- ☑ 直腸 rectum
- ☑ 下腸間膜動脈 transverse colon

190

DIGEST

- 腹部消化器の動脈は「腹腔動脈」「上腸間膜動脈」「下腸間膜動脈」の3本。それぞれが異なる臓器を担当している
- 脾臓は消化器ではないが、場所の特性上、腹腔動脈から血液が供給されている

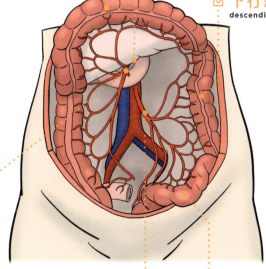

横行結腸 transverse colon

腹腔動脈 celiac trunk
胃から十二指腸の上半分、肝臓、脾臓、膵臓の上半分

下行結腸 descending colon

上腸間膜動脈 superior mesenteric artery
十二指腸の下半分から横行結腸3分の2、膵臓の下半分

S状結腸 sigmoid colon

下腸間膜動脈 inferior mesenteric artery
横行結腸3分の1から直腸の上半分

LESSON 3 血管 blood vessels

腹部消化器に向かう動脈は「腹腔動脈」「上腸間膜動脈」「下腸間膜動脈」の3本です。たくさんあるお腹の消化器はこれら3本が面倒を見ています。さて、どうやって分担しているでしょう？

お腹を上・中・下にわけて、上から1本目、2本目、3本目と……

それでも大丈夫かもしれませんが（笑）実際には**胃腸の流れにそって分担**しています。まず胃から十二指腸の上半分までは「腹腔動脈」が、十二指腸の下半分から空腸、回腸、盲腸、上行結腸、横行結腸の右3分の2までは「上腸間膜動脈」が担当、そして横行結腸の左3分の1から、下行結腸、S状結腸、直腸の上半分あたりまでは「下腸間膜動脈」の担当です

「上半分」とか「左3分の1」とか…意外と細かくわかれてるんだな

じゃあ胃や腸のそばにある臓器は誰の管轄？

肝臓、脾臓、膵臓は「腹腔動脈」の担当だぜ。ただし膵臓の下半分だけは「上腸間膜動脈」が面倒を見てるんだ

ということは、**膵臓は腹腔動脈と上腸間膜動脈の2本から血液をもらっている**のね

そうですね。これは腹腔動脈が担当するエリアと上腸間膜動脈が担当するエリアの境界領域に膵臓があるからです。「どっちもいけそうだから、どっちもいっちゃおうかな」という感じです

あれ…脾臓は消化器だったかしら？

よく気付いたなぁ〜。脾臓は消化器ではないんだ。リンパ球や抗体をつくる免疫器官だぜ

それなのに腹腔動脈に面倒を見てもらっているの？

そうなんですよぉ（笑）消化器じゃないくせにね。この理由は「ただ脾臓がそこにあったから」というだけ。肋骨のすぐ下あたりにあるので、ついでに面倒をみてもらっちゃっています

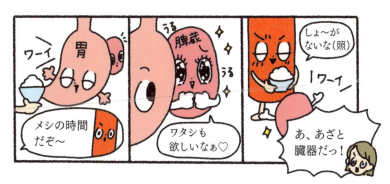

LESSON 3 血管

▶腹部消化器から戻る血液が大集合

門脈
もんみゃく

ヘパティックポータルヴェイン
hepatic portal vein

門脈に血液が脈々と集まりますよ〜

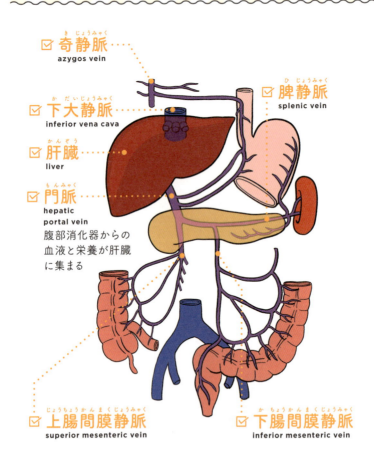

- ☑ 奇静脈 azygos vein
- ☑ 下大静脈 inferior vena cava
- ☑ 肝臓 liver
- ☑ 門脈 hepatic portal vein
  腹部消化器からの血液と栄養が肝臓に集まる
- ☑ 脾静脈 splenic vein
- ☑ 上腸間膜静脈 superior mesenteric vein
- ☑ 下腸間膜静脈 inferior mesenteric vein

🔥 DIGEST

- 腹部消化器から心臓に戻す血液は「門脈」を通って肝臓に集められる。そのため肝臓の血流量はとても多い
- 門脈とは肝臓の入り口で血液が集まる場所。**心臓から送り出された血液のうち28パーセントが肝臓に集合する**

「腹腔動脈」「上腸間膜動脈」「下腸間膜動脈」から腹部消化器へ送られた血液は、心臓に戻る前に、ことごとく「門脈」を通って肝臓に集められます。なんと心臓から送り出された血液のうち28パーセントが門脈に集合するんです

そもそも門脈っていうのは…臓器かなにかのこと？

血液の集合場所だと考えましょう。もともと肝臓の入り口は「門」と言われていたんです。そこに集まるから「門脈」という名前がついたんですよ

LESSON 3
血管
blood vessels

というか…なんで肝臓に大集合するんだ？

それはね「集めないといけない理由」がちゃんとあるんです。198ページで詳しく解説します。まずは次のページで肝臓の動脈と静脈をチェックしましょう

LESSON 3 血管

▶肝臓にある動脈と静脈

肝動脈・肝静脈

ヘパティックアーテリー／ヘパティックヴェイン
hepatic artery/hepatic vein

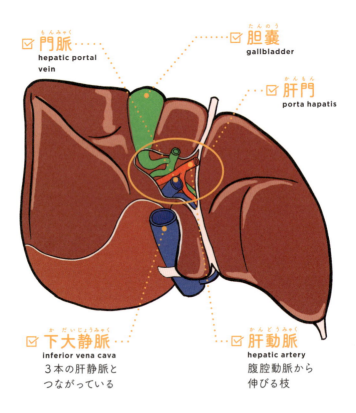

- 門脈
  hepatic portal vein
- 胆嚢
  gallbladder
- 肝門
  porta hapatis
- 下大静脈
  inferior vena cava
  3本の肝静脈とつながっている
- 肝動脈
  hepatic artery
  腹腔動脈から伸びる枝

DIGEST

- 肝臓に血液を運んでいるのは「**肝動脈**」。肝動脈は腹腔動脈から伸びる枝である
- 肝臓には3本の「**肝静脈**」が直接つながっている。肝静脈は肝臓の後ろ側にハマりこんでいる下大静脈にそのまま注ぎ込む

まずは肝臓に血液を運ぶ血管を見ていきましょう。肝臓には「肝動脈」が入り込んでいます。この**肝動脈は腹腔動脈から伸びる枝**です。そして腹部消化器に送られた血液は、**心臓に戻す前に、まず194ページに登場した「門脈」に集められ、肝門から肝臓に入ります**

肝門は肝臓の入り口のことで、血液の集合場所だぜ

門脈に集められた血液は、肝臓に直接つながっている3本の「肝静脈」に注ぎ込まれます。この肝静脈が下大静脈とつながっているんです

196ページのイラストを見てくれ！ 下大静脈がうまいことハマりこんでるのがわかるだろ？

本当！ スッポリ埋まってるわね

下大静脈は、かつて「空静脈」と呼ばれていました。これは、そもそも肝臓の後ろのくぼみを「空」と言っていたことに由来します。この"空洞"にハマり込んでいるから「空静脈」といわれていたんですよ

LESSON 3 血管

▶ 代謝の中枢として多面的に働く
肝臓の役割
ファンクションオブリヴァ
function of liver

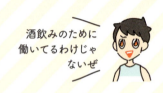

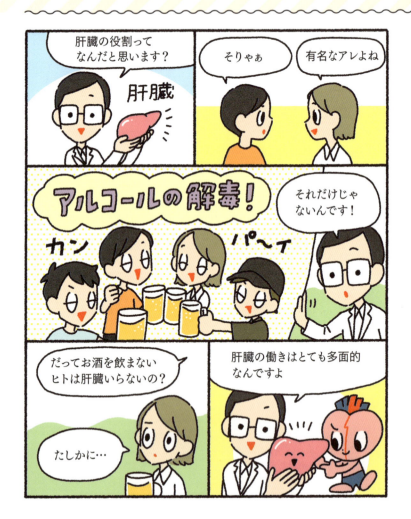

🔥 DIGEST

- 肝臓は「物質代謝の中枢」である
- グルコースをグリコーゲンにかえて一時的に貯蔵したり、血漿タンパク質を生成したり、脂肪を代謝してコレステロールをつくる
- 肝臓の血流が悪くなり門脈の圧力が高くなると「門脈圧亢進症(肝硬変)」が起こる

肝臓が多くの血液を必要とするのは、肝臓の働きがとても多面的だからです。その多様な働きを理解するために、肝臓と血管がつながっている2つの場所に注目しましょう。1つ目が「門脈(194ページ)」、2つ目は「胆管」です

まずは門脈を通して肝臓の働きを見ていこう!

腹部消化器に送られた血液が肝臓に集まるということは「栄養素がことごとく肝臓に集まる」ということでもあります。これは肝臓が栄養素を代謝するのに絶好の場所にあるからです

肝臓は栄養素の代謝が得意なの??

そう! 肝臓は血糖値を一定に保つために、糖質(グルコース)をグリコーゲンに変えて一時的に貯蔵しています。さらに血液中の「血漿タンパク質」をつくることもできます。それから脂肪を代謝してコレステロールもつくっていますね

血漿タンパク質ってとても大事な血液の成分なんだ。これがないとヒトは生きていけないんだぜ

脳が情報処理の中枢であるとするならば、**心臓は物質を流通させる中枢**です。そして**肝臓は物質代謝の中枢**だといえるでしょう

肝臓って思っていたよりやるじゃん！

そうでしょう？ もう1つのつながりである「胆管」についても紹介しましょう。胆管は肝臓でつくられた胆汁が十二指腸に出ていく場所です。胆汁とはズバリ排泄物のこと。肝臓からしか排出できない体内の不要な物質が胆汁となって出ていくのです

栄養素を代謝したり、いらないものを処理したり…こんなに重要な肝臓が病気になったら大変だね

そのとおりです。最後に肝臓の病気も紹介します。**肝臓の血流が悪くなって門脈の圧力が高くなることで起こるのが「肝硬変」**です。別名「**門脈圧亢進症**」とも言われます。この症状が起こると血液は横道を通って心臓に戻っていくようになります。横道は3つです。1つ目は胃の上部から「食道静脈」を通って奇静脈に流れていくルート。2つ目は、直腸の上部と直腸の下部にある連絡通路を抜けて内腸骨静脈に注ぐルート。3つ目は肝臓からお臍に向かう臍傍静脈を通って皮下の静脈に流れ込むルートです

3つも迂回ルートがあるなら、深刻な病気ではなさそうね？

そうとも言えないんです…。普段は使わないルートを使うので徐々に無理がたたっていくからです。門脈の流れが悪くなっても血液の量は変わらないので、横道ルートにある血管に異常が起こります。皮膚の静脈が膨れてしまったり、肛門から伸びる静脈が広がって破れてしまい「痔」の原因になることもあるんです

一番怖いのは、食道静脈が広がっちゃうことなんだ…

そうですねぇ。食道の静脈が広がって破れると大出血を起こして命を落とすこともあります。肝硬変そのものは肝機能が多少落ちるのみでそれほど危険視はされませんが、こういった死に至る別の症状を引き起こすきっかけにもなります。それに肝硬変を放置しておくと高い確率で肝臓がんになってしまうんです

こ、こわい…
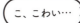

肝臓には優しく生きていかないとダメねぇ。
お酒もほどほどにしよっと…

肝機能の異常は検査ですぐ分かるぜ!
大事にしような、肝臓!

LESSON 3 血管

▶腎臓の血管

腎動脈・腎静脈

リーナルアーテリー／リーナルヴェイン
renal artery/renal vein

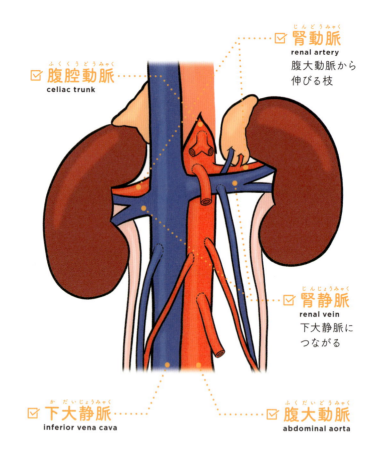

☑ 腹腔動脈
celiac trunk

☑ 腎動脈
renal artery
腹大動脈から伸びる枝

☑ 腎静脈
renal vein
下大静脈につながる

☑ 下大静脈
inferior vena cava

☑ 腹大動脈
abdominal aorta

🔥 DIGEST

- 腎臓には「腎動脈」が真横から入り込んでいる
- 心拍出量の 23 パーセントが腎臓に送られている。これは尿の生成に多くの血液を必要とするから

腎臓には心拍出量の 23 パーセントもの血液が送られます。そんなにたくさんの血液を運んでいるのが腎臓に真横から入り込む「腎動脈」です。腎臓を抜けた血液は腎静脈を通って心臓へ戻ります

腎臓にはたくさんの血液が必要なんだな

そうなんです。でも腎臓のミッションはただ1つ！ 尿をつくることです。ただし「尿をつくるのがとても大変で血液が必要」というわけではなく、尿には「これだけつくっておけば OK」という正常値が設定されていないので、リスクヘッジするためにもたくさんの血液が必要なんです

LESSON 3
血管
blood vessels

量が決まってないから常に頑張り続けろと…？

そもそも腎臓は体液の成分と量を一定に保つことを目指して尿をつくります。たとえば水を飲めば消化管から水が吸収されて体液が薄まります。すると腎臓は体液を一定に維持するために、尿の量を迅速に調整して水分を外に逃そうと働きます。つまり余裕を持って尿を生成しておくために、大量の血液が必要になるのです

203

LESSON 3 　血管

▶精巣と卵巣だけは特例扱い！
生殖器の血管
ジェニタルブラッドヴェセル
genital blood vessels

お腹からずーっと伸びてるなんてスゴくない？

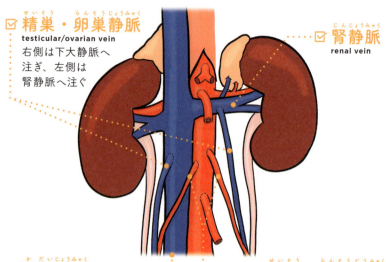

☑ **精巣・卵巣静脈**
testicular/ovarian vein
右側は下大静脈へ注ぎ、左側は腎静脈へ注ぐ

☑ **腎静脈**
renal vein

☑ **下大静脈**
inferior vena cava

☑ **精巣・卵巣動脈**
testicular/ovarian artery

☑ **内腸骨動脈**
internal iliac artery

☑ **内腸骨静脈**
internal iliac vein

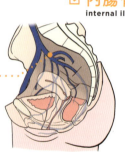
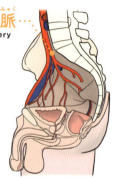

🔥 DIGEST

- 骨盤内臓には「**内腸骨動脈**」が血液を送る
- 精巣・卵巣動脈は腹大動脈から伸びている
- 精巣と卵巣以外の骨盤内臓は内腸骨静脈を使って血液を戻す
- 精巣と卵巣から心臓へ戻る血液は、精巣静脈と卵巣静脈を通った後、右側の枝は下大静脈に、左側の枝は腎静脈に流れ込む

〜〜〜〜〜〜〜〜〜〜〜〜〜〜〜〜〜〜〜〜〜

骨盤内臓に血液を送っているのは「内腸骨動脈」です。こから枝がわかれ、消化器であれば直腸に、泌尿器であれば膀胱に、生殖器であれば男性なら陰茎と精管に、女性なら子宮、膣、外陰部へ血液が送られます

ただし「精巣」と「卵巣」だけは例外なんだ！

精巣も卵巣もお腹から伸びる血管が面倒を見てるんだよね！

LESSON 3
血管
blood vessels

そう！ **精巣・卵巣動脈は腹大動脈から伸びている枝だ。**それに骨盤内臓は内腸骨静脈に血液を戻すんだけど、精巣と卵巣はそうじゃないんだ

精巣・卵巣静脈の右側の枝は下大静脈に、左側の枝は腎静脈に流れ込みます。この理由は発生過程における腎臓の構造にあるのですが……小難しい話は省略！ 左右の枝によって流れ込む血管が異なることだけ覚えておけばOKです

LESSON 3　血管

▶脳の酸素消費量を支える血管
脳の動脈
アーテリーズトゥザブレイン
arteries to the brain

ボクらの司令塔に
エネルギーを送る血管だ

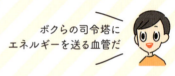

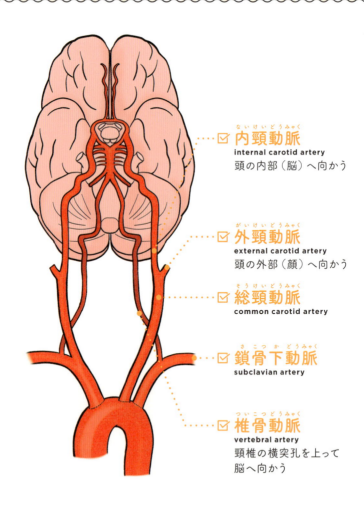

☑ **内頸動脈**
internal carotid artery
頭の内部（脳）へ向かう

☑ **外頸動脈**
external carotid artery
頭の外部（顔）へ向かう

☑ **総頸動脈**
common carotid artery

☑ **鎖骨下動脈**
subclavian artery

☑ **椎骨動脈**
vertebral artery
頸椎の横突孔を上って
脳へ向かう

DIGEST

- 脳には「内頸動脈」と「椎骨動脈」が血液を供給している
- 椎骨動脈は横突孔を上って脳に向かう
- 脳循環の血流量は常に一定で、酸素の消費量が多い

脳は鎖骨下動脈から伸びる枝である「椎骨動脈」と総頸動脈から伸びる枝である「内頸動脈」から血液をもらっています。椎骨動脈は頸椎にある横突孔という穴を1つずつ上っていき、最終的に大後頭孔という脊髄が通る穴に入り込んでから脳へと向かいます

内頸動脈は総頸動脈が2つにわかれた片割れね。相方の「外頸動脈」は顔へ血液を送るのよね！

脳循環の特徴はいろいろあるけど「血流量が一定である」ことと「酸素の消費量が多い」ことだけは押さえておこうぜ

さすがは司令塔の「脳」！ やっぱり酸素の消費量も多いんだな

そうなんです。そしてポイントをもう1つ紹介しましょう。脳には左右の椎骨動脈と左右の内頸動脈が合流してできる、「とあるリング」があります。詳しくは次のページで解説します！

LESSON 3 血管

▶脳の中にある動脈でできたリング

大脳動脈輪（ウィリスの動脈輪）

セレブラルアーテリーサークル（アーテリーリングオブウィリス）
cerebral arterial circle (arterial ring of Willis)

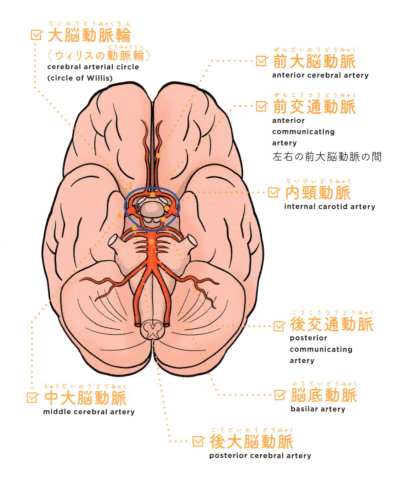

- 大脳動脈輪（ウィリスの動脈輪） cerebral arterial circle (circle of Willis)
- 前大脳動脈 anterior cerebral artery
- 前交通動脈 anterior communicating artery
  左右の前大脳動脈の間
- 内頸動脈 internal carotid artery
- 後交通動脈 posterior communicating artery
- 中大脳動脈 middle cerebral artery
- 脳底動脈 basilar artery
- 後大脳動脈 posterior cerebral artery

🔥 DIGEST

- 内頸動脈が2本にわかれて「前大脳動脈」と「中大脳動脈」になる
- 椎骨動脈は脳幹の前面にある「橋」の前面で合流して「脳底動脈」につながり、左右にわかれて「後大脳動脈」になる
- 「前交通動脈」は左右の前大脳動脈をつなぎ、「後交通動脈」は内頸動脈と後大脳動脈をつなぐ

大脳動脈輪は、別名「ウィリスの動脈輪」とも言われます。どんな輪っかをつくっているのか解説しましょう。まず内頸動脈が2本にわかれると、前大脳動脈と中大脳動脈になります。この2つのうち、細い方の枝である左右の前大脳動脈は前交通動脈によってつながります

つまり前交通動脈が左右の前大脳動脈をつなぐ架け橋になっているんだぜ

そして椎骨動脈は、脳幹の前面にある「橋」で合流して「脳底動脈」となります。そして、橋を通り抜けたところで中脳に入っていくんです。脳底動脈は、その先で左右にわかれて「後大脳動脈」につながります。さらにその「後大脳動脈」は「後交通動脈」によって「内頸動脈」とつながります。これで「大脳動脈輪」のできあがり！

む、難しすぎて脳が酸素を欲している…！

ややこしいですよね（苦笑）。ひとまず押さえて欲しいのは「前交通動脈」は「左右の前大脳動脈をつなぐ橋」、「後交通動脈」は「内頸動脈と後大脳動脈をつなぐ橋」という2つです！

LESSON 3
血管
blood vessels

LESSON 3 血管

▶脳の静脈は硬膜の内側を走る
硬膜静脈洞
ドゥラルヴィーナスサイナス
dural venous sinus

穴の話じゃなくて血管の名前なのかい！

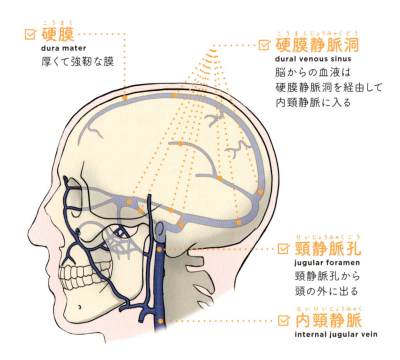

☑ **硬膜**
dura mater
厚くて強靭な膜

☑ **硬膜静脈洞**
dural venous sinus
脳からの血液は
硬膜静脈洞を経由して
内頸静脈に入る

☑ **頸静脈孔**
jugular foramen
頸静脈孔から
頭の外に出る

☑ **内頸静脈**
internal jugular vein

🔥 DIGEST

- 脳の静脈は硬膜の中を走っている
- **硬膜静脈洞**は「内頭蓋底」にある「頸静脈孔」を通って内頸静脈につながる
- **脳の血液は脳底から脳の中心部に入り込み、そこから脳の表面に抜けていく**

脳から心臓へと戻っていく血液を運ぶ**静脈は、脳の天井である頭蓋のすぐ下にある硬膜の中を走っています**。硬膜の中にある静脈なので「**硬膜静脈洞**」と呼びます

頭の中を走っているのが動脈、頭の外を走っているのが静脈だぜ！

硬膜静脈洞は「内頭蓋底（脳の下面）」にある穴「頸静脈孔」を通って内頸静脈に注ぎ込まれます

頭蓋骨には血管が通るための穴がたくさんあいてるんだね

そうなんだ。血管の通り道でもあるけれど、神経の通り道でもあるぜ！

脳の血管の全体的な配置をおさらいすると、**血液は脳底（下）から脳の中心部に入り込み、そこから脳の表面（天井）に抜けていく**というしくみになっています

LESSON 3 血管

▶ 場所によって名前が変わる1本の動脈

上肢の動脈
arteries to the upper limb

腕の血管は続くよ
どこまでも♪

☑ **鎖骨下動脈**
subclavian artery
斜角筋隙を通る

☑ **腋窩動脈**
axillary artery
腋窩を通る

☑ **上腕動脈**
brachial artery
上腕の内側部を通る

☑ **橈骨動脈**
radial artery
手首の親指側を通る

☑ **尺骨動脈**
ulnar artery
手首の小指側を通る

212

🔥 DIGEST

- 上肢を走る動脈は1本で、場所によって名前が変わる。「**鎖骨下動脈**」が下行して「**腋窩動脈**」となり、腕の中に入り込み「**上腕動脈**」になる
- 上腕動脈はヒジのあたりで左右に分岐し、親指側を通るのが「**橈骨動脈**」、小指側を通るのが「**尺骨動脈**」である

上肢の動脈はとっても簡単。なぜなら上肢を走る動脈はたったの1本だけだからです。ただし場所が変わると名前が変わります

その「名前」がややこしいんじゃないの〜?

いいえ、まったく(笑)。**鎖骨の下を走る「鎖骨下動脈」が、腋窩を通るときに「腋窩動脈」と名前が変わります。さらに腋窩から腕の中に入ってくると「上腕動脈」と名前が変わるだけです**

お、今のところそのまんまだな!

上腕動脈は、ヒジのあたりで左右にわかれます。2つにわかれた動脈の名前は「**橈骨動脈**」と「**尺骨動脈**」です。橈骨動脈は親指側を、尺骨動脈は小指側を通ります

橈骨動脈は脈拍を触れることができる血管だぜ

本当だ……簡単だった…!

LESSON 3 血管

▶静脈は動脈に巻きついて熱交換をする

上肢の深静脈
ディープヴェインズオブザアッパーリム
deep veins of the upper limb

血液を適温に
チョイナチョイナ♪

☑ **鎖骨下静脈**
subclavian vein

☑ **腋窩静脈**
axillary vein
腋窩動脈の隣を走る

☑ **上腕静脈**
brachial veins
上腕動脈の隣を走る

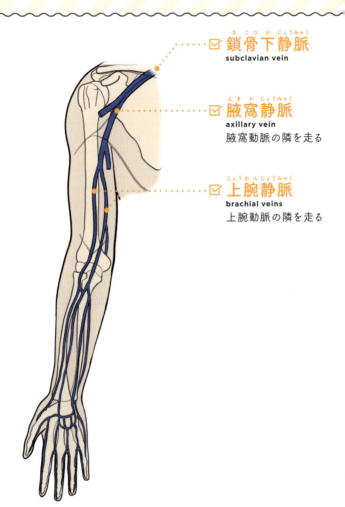

214

🧡 DIGEST

- ●「腋窩静脈」と「鎖骨下静脈」は、それぞれ「腋窩動脈」と「鎖骨下動脈」の隣を走る
- ●上腕静脈は複数本に枝わかれして、上腕動脈のまわりに巻きついている。これは、動脈の拍動を受けて血液を戻す力に活かしたり、熱交換をして動脈血と静脈血の温度を調節するため

「腋窩静脈」と「鎖骨下静脈」は、腋窩動脈と鎖骨下動脈の隣を走っています。ただし、上腕静脈のあたりに入るとちょっと面白いことが起きます。なんと！上腕静脈は複数本に枝わかれして、上腕動脈のまわりにツルのようにまきつくのです

並走じゃなくて「まきつく」だって！？

そう。まきつくことで静脈は動脈の拍動を受けられるので、その力を活用して血液を心臓へ戻しているんです。それに手足の末端は冷えるでしょう？ だから、手足から戻ってくる静脈血はとても冷たいんです。そこで動脈にくっついて熱が失われるのを防いでいるんです

そもそも動脈血は温かくて静脈血は冷たいってこと？

そうなんです！ 冷たい血液がそのまま心臓に戻ってくるのも嫌じゃないですか。だから動脈血で静脈血を温めてちょうどいい温度にしているんですよ

気にしたことはなかったが…冷たいの嫌なのか…？

イヤだよぉ〜。みんなも冷たいお風呂はイヤだろ？ そんな感じだぜぇ

LESSON 3
血管
blood vessels

LESSON 3　血管

▶皮膚のすぐ下を走る、目に見える静脈

上肢の皮静脈

スーパーフィシャルヴェインズオブザアッパーリム
superficial veins of the upper limb

血管の走り方は「個性」みんな違います

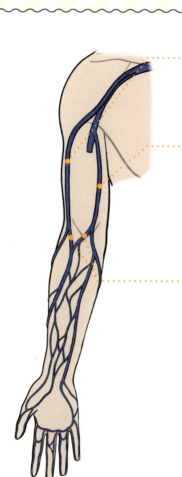

☑ **橈側皮静脈**
cephalic vein
前腕と上腕の橈側を上っていき、腋窩静脈に注ぐ

☑ **尺側皮静脈**
basillic vein
前腕の尺側を上っていき、腋窩静脈に注ぐ

☑ **肘正中皮静脈**
median cabital vein
ヒジの前面で橈側皮静脈と尺側皮静脈をつなぐ

🖐 DIGEST

- 上肢の主な皮静脈は「**橈側皮静脈**」と「**尺側皮静脈**」。どちらも腋窩静脈へ注ぎ込む
- 「**肘正中皮静脈**」は、橈側皮静脈と尺側皮静脈をつなぐ血管
- 採血をする際は、ほとんどの場合、橈側皮静脈に針を刺す

~~~~~~

上肢には、大きな「皮静脈」が2本流れています。1つ目は「**橈側皮静脈**」です。ヒジの前面で親指側を通って上っていき、三角筋と大胸筋の間の溝に潜り込んで腋窩静脈に注ぎます。そして2つ目が「**尺側皮静脈**」。こちらはヒジの前面で小指側を通り、上腕二頭筋の内側にある溝にハマり込んで深部に潜り、腋窩静脈へ流れます

どちらも腋窩静脈に注がれるのね

実は、尺側皮静脈に関しては上腕静脈に注ぎ込むと考えても間違いではありません。ただ、上腕静脈が複数にわかれているので、それが尺側皮静脈なのか上腕静脈なのか区別がつかないんです(苦笑)。だから、腋窩静脈に流れ込むことにしています

ついでにもう1本!「**肘正中皮静脈**」も覚えておこうぜ。これは、**橈側皮静脈と尺側皮静脈をつなぐ血管**だ

ちなみに、採血では、だいたい橈側皮静脈に針を刺します。尺側皮静脈の方が目視しやすいのですが、神経が近いというデメリットがあるからです

LESSON 3 血管

▶ トンネルをするりと抜けて前から後ろへ

下肢の動脈

ヒザトンネル経由
足裏行き！

アーテリーズトゥザロウアーリム
arteries to the lower limb

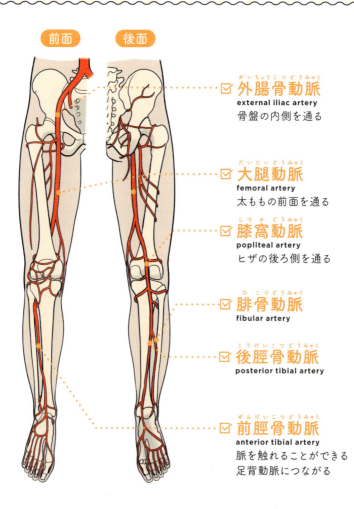

前面　後面

☑ **外腸骨動脈**
external iliac artery
骨盤の内側を通る

☑ **大腿動脈**
femoral artery
太ももの前面を通る

☑ **膝窩動脈**
popliteal artery
ヒザの後ろ側を通る

☑ **腓骨動脈**
fibular artery

☑ **後脛骨動脈**
posterior tibial artery

☑ **前脛骨動脈**
anterior tibial artery
脈を触れることができる
足背動脈につながる

🔥 DIGEST

- 「外腸骨動脈」は骨盤と下肢の境目を通り抜けると「大腿動脈」になり、ヒザのあたりで後面に通り抜けて「膝窩動脈」となる
- 前面から後面に通り抜けるトンネルをつくっているのは大内転筋
- 「後脛骨動脈」「腓骨動脈」「前脛骨動脈」はヒザの下から足先まで伸びている

下肢を走る動脈のうち「外腸骨動脈」は骨盤の内側を通る血管です。この外腸骨動脈は骨盤と下肢の境目を通り抜けると「大腿動脈」という名前に変わります

場所によって名前が変わるのは上肢の動脈と一緒だな

そうですね。ここで左ページのイラストを見てみましょう。外腸骨動脈も大腿動脈も太ももの前面を走っていますが、ヒザのあたりでぐるりと後面にまわり込んでいます。実は**前面から後面へ通り抜けるトンネルがあるんです！** このトンネルを抜けると「膝窩動脈」と名前が変わります

ヒザにトンネル…！ どういうこと？

次のページで詳しく解説します

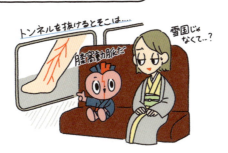

前面から後面に通り抜ける**トンネルをつくっているのは、太ももの内側にある大内転筋という筋肉**です。大内転筋の端っこ（停止）は2つにわかれていて、それぞれ大腿骨に向かいます。この間がトンネルになっているんです

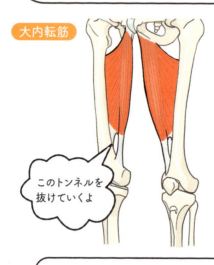

大内転筋

このトンネルを抜けていくよ

ヒトのカラダってうまいことできてるんだな〜

そうですよねぇ。そしてヒザから下の動脈はわりとシンプルな配置になっています。押さえてもらいたいのは「**後脛骨動脈**」「**腓骨動脈**」「**前脛骨動脈**」の3本です。3本とも足先まで伸びていますが、**足の裏にまで伸びているのは後脛骨動脈だけ**です

足の裏に流れる動脈は1本だけなのね

3本のうち後脛骨動脈と腓骨動脈の2本はカラダの後面に、前脛骨動脈はカラダの前面に配置されているんだ。ここで問題！後面に血管が多いのはなんでだと思う？

カラダの後ろ側の方が…なにかと守りやすいから…？

残念！後ろ側の方が筋肉が多いからなんだ

筋肉が多い分、たくさんの血液が必要だから血管もたくさん通ってるってことだな

最後にお尻のあたりを流れる「上殿動脈」と「下殿動脈」もチェックしておきましょう。どちらも大殿筋の裏あたりから中心部に入り込んでいきます。名前だけ覚えておけば問題なしです！

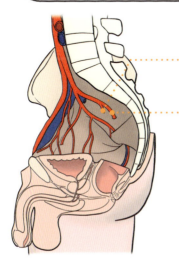

☑ **上殿動脈**（じょうでんどうみゃく）
superior gluteal artery

☑ **下殿動脈**（かでんどうみゃく）
inferior gluteal artery

LESSON 3 血管

▶ ロングとショートが1本ずつ
下肢の静脈

潜伏といいつつ
しっかり見えるぞ

スーパーフィシャルヴェインズオブザロウアーリム
superficial veins of the lower limb

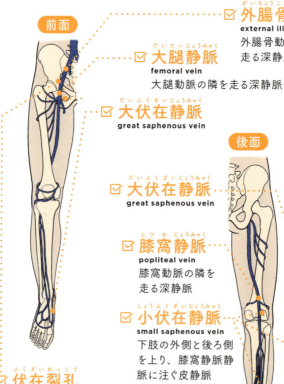

前面

☑ **外腸骨静脈** (がいちょうこつじょうみゃく)
external iliac vein
外腸骨動脈の隣を走る深静脈

☑ **大腿静脈** (だいたいじょうみゃく)
femoral vein
大腿動脈の隣を走る深静脈

☑ **大伏在静脈** (だいふくざいじょうみゃく)
great saphenous vein

後面

☑ **大伏在静脈** (だいふくざいじょうみゃく)
great saphenous vein

☑ **膝窩静脈** (しっかじょうみゃく)
popliteal vein
膝窩動脈の隣を走る深静脈

☑ **小伏在静脈** (しょうふくざいじょうみゃく)
small saphenous vein
下肢の外側と後ろ側を上り、膝窩静脈静脈に注ぐ皮静脈

☑ **伏在裂孔** (ふくざいれっこう)
saphenous opening
太ももの上部前面。大伏在静脈が深部に潜る場所

☑ **大伏在静脈** (だいふくざいじょうみゃく)
great saphenous vein
下肢と太ももの内側を上り、大腿静脈に注ぐ皮静脈

後面

222

🔥 DIGEST

- **下肢の深静脈**は「膝窩静脈」「大腿静脈」「外腸骨静脈」の3本
- **下肢の皮静脈**は「大伏在静脈」と「小伏在静脈」の2本。大伏在静脈は親指の裏側から出て太ももの上端まで伸びて大腿静脈に注ぐ。小伏在静脈は小指から出てヒザの後ろ側に潜り込み膝窩静脈に流れる

~~~~~~

下肢にも上肢と同様に「深静脈」と「皮静脈」があります。**下肢の深静脈はとても簡単！「膝窩静脈」「大腿静脈」「外腸骨静脈」の3本**を押さえましょう。これらはどれも同じ名前がついた動脈の隣を走っています

深静脈"は"ってことは、皮静脈の方がややこしいのか…

ふふふ（笑）大丈夫ですよ。**下肢の皮静脈は「大伏在静脈」と「小伏在静脈」の2本**だけです

ふくざい？ はじめて登場した言葉ね

「伏在」っていうのは「表面に現れずに潜り込んでいる」っていう意味を持つ言葉だぜ。「表面よりも少し下に隠れている」っていうイメージだな。これってまさに皮静脈のことだろ？

潜伏の「伏」ってことか！

そういうこと！ では「大伏在静脈」から解説していきましょう。次のページへどうぞ！

大伏在静脈は親指の裏側から出てくると、内くるぶしの前面を通って上っていき、ヒザの後ろ側にちょこっとだけ顔を出します。そこから、さらに太ももの内側を上り、最終的に鼠径靭帯のすぐ下にある「**伏在裂孔**」という穴を抜けて深くまで潜り込みます。その後に大腿静脈に注ぎ込みます

な、長い！ 道のりが長すぎるよ！！

つまり親指から太ももの上までつながってる血管なのか？

大伏在静脈は太ももまでゴー！

そうなんです！ **大伏在静脈はとっても長い血管**なんです。ではもう1つの「小伏在静脈」はどうかというと…小指の後ろ側から出てくると、ふくらはぎの後面を通り、さらにヒザの後ろ側に潜り込んで膝窩静脈に注ぎ込みます

こっちはこっちであっという間にいなくなっちゃった（笑）

そうなんです。**小伏在静脈はヒザの後ろで終わっちゃうぐらい短い血管**です

それから下肢の静脈についてはもう1つ大事なポイントがあるんだ。それは「**下肢の静脈は血液の還流が悪い**」ってことだ

血液の還流ってなに？

血液の還流とは「心臓から出た血液が体内を巡った後に静脈を通って心臓に戻ること」をさします。下肢は、簡単にいうと血液を戻す力が弱いんです。そもそも、心臓から血液を送り出すときは心臓のポンプを使えますが、足先から心臓まで血液を戻すのってなかなか大変だと思いませんか？

そのポンプが実はあるんだなぁ〜

つま先に！？ど、どこ！？

いいえ。ふくらはぎにあります（笑）。実は**下肢の静脈血は、ふくらはぎにある「筋ポンプ」の助けによって心臓まで戻っていく**んです。次のページでは筋ポンプについて解説します

小伏在静脈はヒザでバイバ〜イ

225

LESSON 3 血管

▶ 静脈血を心臓に戻すためのサポーター
筋ポンプ・呼吸ポンプ
マッスルポンプ／レスピラトリーポンプ
muscle pump/respiratory pump

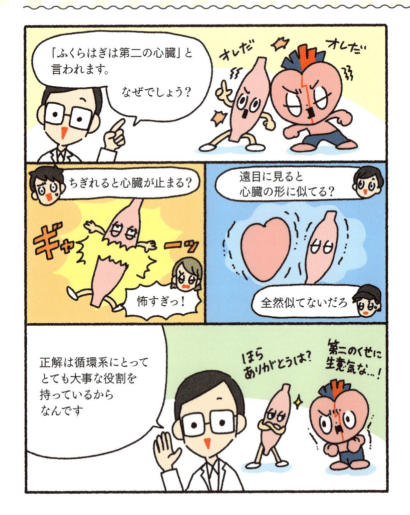

🍊 DIGEST

- 静脈血を心臓に戻すための補助装置は逆流防止装置である「**弁**」と「**筋ポンプ**」
- 手足を動かすことで筋肉の間を通る静脈が圧迫される。この圧力を筋ポンプとして使っている
- 息を吸い込む際に生じる陰圧も「**呼吸ポンプ**」として活用している

> 静脈の圧力はおよそ **10〜15mmHg 程度**しかありません。mmHg という単位については 32 ページで解説しましたが、今は「とにかく圧力が弱い」ということを理解しておけば OK です。この弱々しい力でなんとか心臓まで血液を戻さないといけないのですが……。結論からいうと無理なんですよね

> だよねぇ〜って…え？ 無理なの！？

> そう、無理！ 足の毛細血管から心臓までは 1m 以上はあります。戻せるわけがない！

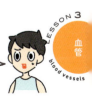

> じゃあ…なんでボクたちは生きていられるんだ…

> それは「**ちゃんと戻すためのしくみ**」を別で用意したからなんです。その 1 つ目が 130 ページに登場した「**弁**」です

> 血液逆流防止装置だ！

> そう！ 静脈血は勢いが弱いから、弁がないとすぐに逆流しちゃうんだ。弁がストッパーになってるんだぜ

そしてもう1つが「**筋ポンプ**」と呼ばれるしくみです。手足を動かすと筋肉の間を通る静脈が圧迫されて広がったり狭くなったりします。**この筋肉の圧力を使って静脈血をちょっとずつ足から心臓に戻しているんです**

筋肉運動によるポンプが、心臓へ血液を戻すためのサポーターになっているんだ

じゃあ仮に手足をまったく動かさなければ、血液は心臓まで戻せないの？

そうなんです…。長時間の立ちっぱなしで足がむくんでしまった経験はありませんか？ これは血液をしっかりと心臓まで戻せていないことが原因です。寝たきりの人や筋肉が麻痺してしまった人も筋ポンプが機能しないので、**浮腫**が起こります

浮腫ってなあに？

浮腫っていうのは血流の循環系の不具合で起こるんだ。1日中立ちっぱなしでいると足がパンパンになったりしないか？

わかるわぁ。いわゆる「むくみ」のことね…

そう、それです。実は血管からは常に少量の水が溢れているんです。この溢れた水は「リンパ管」で回収して心臓まで運んでいるのですが…このお話は248ページで詳しくお話ししますね。とにもかくにも、この大事なリンパ管の働きをサポートしているのも筋ポンプなんですよ

だから筋ポンプが働かないと回収路のリンパ管がパンクしちゃって浮腫が起こっちゃうんだ

筋ポンプってめちゃくちゃ大事じゃないか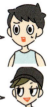

「ふくらはぎは第二の心臓」ってここから来てるんだな

そう！心臓まで血液を戻すためには、この「筋ポンプ」の影響がとても大きいからな

静脈血を心臓へ戻すサポート機能はもう1つあります。それが呼吸運動です。**息を吸い込む際に生じる陰圧で血液が心臓に運ばれるんです**

陰圧ってなに？

陰圧とは言ってしまえば掃除機のこと。空気をすぅーーーっと吸い込むときの力で血液が運ばれていくんです。これを「**呼吸ポンプ**」と呼びます

LESSON 3 血管

▶健康のバロメーターとしても有効
血圧
けつあつ
ブラッドプレッシャー
blood pressure

低血圧のキミには
タンパク質をプレゼント

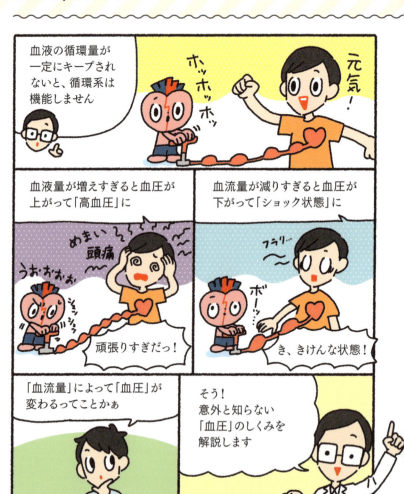

🔥 DIGEST

- 血圧は「心臓から拍出される量」と「血管の抵抗」で決まる。「心臓から拍出される量」は心臓に戻ってくる血液量によって変わる
- 血圧は最高血圧と最低血圧の間で常に上下している。最高血圧と最低血圧の間の差を「脈圧」、最低血圧と最高血圧のちょうど中間ではなく下から3分の1を「平均血圧」と呼ぶ

血圧は「心臓から拍出される量」と「血管の抵抗」で決まります。そもそも「心臓から拍出される量」は心臓に戻ってくる血液量によって変化します。血管の中に含まれる血液の量が多くなるほど、心臓に多く戻ってきますし、血液が多く戻ってくるほど心臓はより多くの血液を送り出すのです

血液量って常に一定じゃないのね

全身の血液量は体内の塩分量で決まります。「塩分をとると血圧が上がる」と聞いたことがありませんか？ 体内の塩分濃度は一定（0.9 パーセント）に維持しなくてはいけないので、体内の塩分量が増えると濃度を薄めるために体液の量が増えるんです

んん？ 血液じゃなくて体液？

そう。体液は血管の中と外に分布しています。そして体液が増えれば、それに比例して血管の中の血液量も増えるしくみになっています。体液が増量した分、心臓に戻ってくる血液量も増えるし血圧も上がる、というわけです

続けて「血管の抵抗」と血圧の関係性についても解説します。そもそも全身の血液量の3分の2は静脈に集まっています。静脈にも平滑筋が少しだけ含まれているので（130ページ）、**静脈の壁が少し緊張しただけでも、いつもより多く血液が心臓に戻ってくるんです**

多く戻ってくる程、その分多くの血液を送り出すことになるから血圧が上がっちゃうのねぇ。血液量は増えすぎてもダメだし、減りすぎてもダメってことか

そうなんだよ。たくさん血液が戻ってきても困るし、かといって、まったく戻ってこないと送り出す血液がないから循環系が止まっちゃうしな

たとえば、熱中症になると急激に循環血液量は減ります。これは皮膚へ血流が移動するだけでなく水分も失われるからです。早急に対処しないとショック状態を引き起こすことがあります

一般的にどのぐらいの血圧であれば問題ないんだ？

「**最高血圧**」は130、「**最低血圧**」は80あたりが一般的な目安です。血圧は心臓の拍動に合わせて常に上下していて、その上限が「**最高血圧**」、下限が「**最低血圧**」です。最高血圧と最低血圧の差を「**脈圧**」といいます。「**平均血圧**」は、最高血圧と最低血圧のちょうど中間ではなく下から3分の1あたりになります

脈圧と血圧はベツモノってこと？

そうですね。一般的な健康診断などで測定するのは最高血圧と最低血圧です。だから、平均血圧や脈圧をそこまで気にすることはありませんよ

血圧は健康のバロメーターとしてとても重要なんだ。血圧が高すぎると動脈硬化や脳出血のリスクも高まるぜ

高血圧は、動脈硬化、脳血管障害、心筋梗塞の原因になることがあります。血圧は適当な高さにコントロールしなければなりませんね

いつかきっと役に立つ小話

坂井先生の「ありがた〜いお言葉」

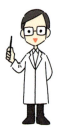

「血液」は
人工生成できない
魔法の液体

　血液の成分は、細胞成分の「血球」と液体成分の「血漿」にわけられます。血球とはいわゆる赤血球や白血球のことで、血漿は血液細胞の外にある水を指します。血液には大きく３つの役割があります。１つ目が「物質の搬送」です。酸素は赤血球中のヘモグロビンと結合し、二酸化炭素は赤血球や血漿に溶け込んだ状態で運ばれます。また、タンパク質、糖質、脂質といった栄養素は血漿が全身に運搬します。２つ目が「血液凝固」です。血管は血流によって常に負荷を受け続けているため破れてしまうことがあります。この際に血液を凝固させて修復を行うのが、血液中に含まれる「血小板」と「フィブリノゲン」です。３つ目は「生体防御」です。外敵からカラダを守るために免疫応答の主役として活躍するのが「白血球」です。

　血液の役目は『血液型占い』をするため…ではありませんからね（笑）。

知っても得はしない ありがた〜くはないお言葉

もともとみんなO型で、そこに「糖鎖」がどうくっつくかで血液型が決まるんだって（ボクはおおらかでおおざっぱなA型！）

LESSON 4
胎児循環・リンパ管
[fetal circulation/lymphatic vessel]

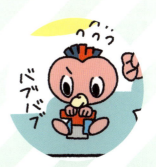

坂井先生＆ビート流 胎児循環をスリムに解説！

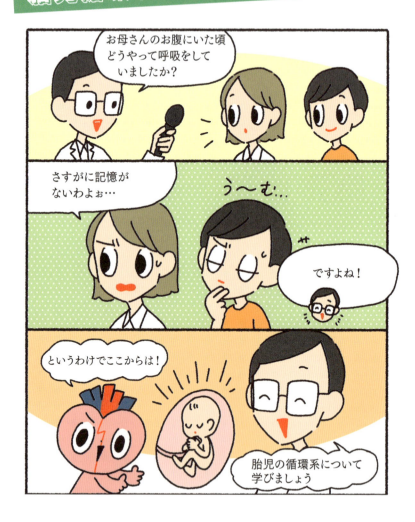

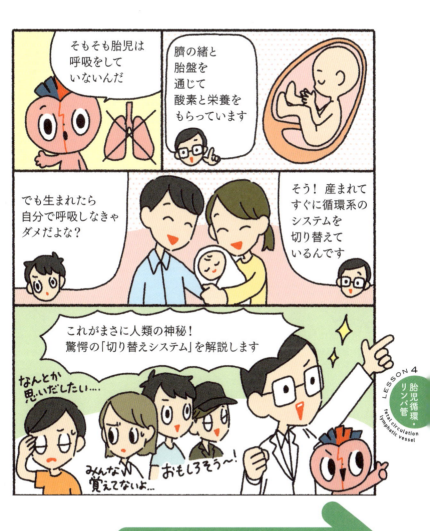

LESSON 4　胎児循環・リンパ管

▶生まれてすぐに循環系をつくりかえる

胎児の循環系

フェイタルサーキュレーション
fetal circulation

胎児の循環系ってこんな感じ

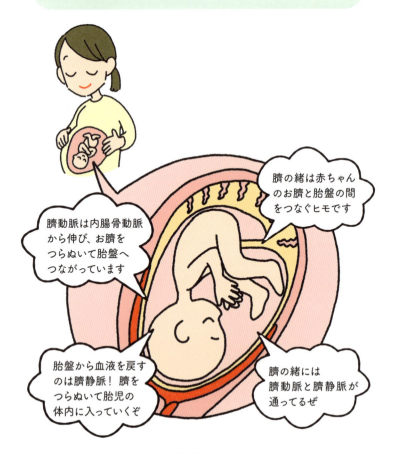

臍の緒は赤ちゃんのお臍と胎盤の間をつなぐヒモです

臍動脈は内腸骨動脈から伸び、お臍をつらぬいて胎盤へつながっています

胎盤から血液を戻すのは臍静脈！ 臍をつらぬいて胎児の体内に入っていくぞ

臍の緒には臍動脈と臍静脈が通ってるぜ

DIGEST

- 胎児は「臍の緒」と「胎盤」を通じて栄養と酸素を受け取っている
- 胎児の臍から伸びる臍の緒は、母体の子宮の壁にある胎盤につながっている。胎児は臍の緒を通じて胎盤に血液を送って酸素と栄養を補給し、血液を心臓に戻してから体中に配る

お母さんのお腹の中にいる胎児は呼吸ができないので「臍の緒」と「胎盤」を通じて栄養と酸素をもらっています。臍の緒は赤ちゃんのお臍から、お母さんの子宮の壁にある胎盤までつながっていますよ

赤ちゃんは自分のお臍から臍の緒を通じて胎盤に血液を送るんだ。そして血液の中に酸素と栄養を補給してから、血液をもう一度自分の心臓に戻して体中に配ってるんだぜ。これが胎児だけの「独自循環システム」だ!

でも生まれたら自分で酸素を取り入れて呼吸をしないといけません。だから循環系をつくりかえます

そんなにすぐにつくりかえられるのか?

LESSON 4 胎児循環・リンパ管 fetal circulation・lymphatic vessel

はい! あっという間にシステムを切り替えられるしくみになっています

239

LESSON 4　胎児循環・リンパ管

▶胎児の命を支える血管
臍動脈・臍静脈
アンビリカルアーテリー／アンビリカルヴェイン
umbilical artery/ umbilical vein

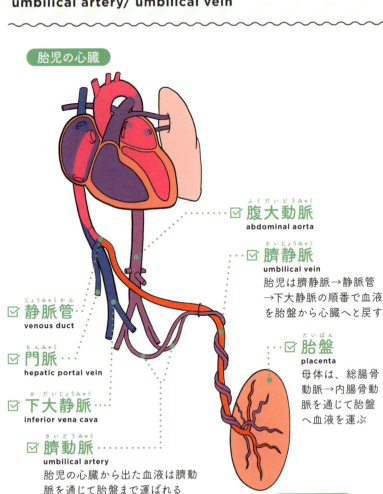

胎児の心臓

☑ **腹大動脈** abdominal aorta

☑ **臍静脈** umbilical vein
胎児は臍静脈→静脈管→下大静脈の順番で血液を胎盤から心臓へと戻す

☑ **静脈管** venous duct

☑ **門脈** hepatic portal vein

☑ **下大静脈** inferior vena cava

☑ **臍動脈** umbilical artery
胎児の心臓から出た血液は臍動脈を通じて胎盤まで運ばれる

☑ **胎盤** placenta
母体は、総腸骨動脈→内腸骨動脈を通じて胎盤へ血液を運ぶ

母体の胎盤

DIGEST

- 臍の緒には**2本の臍動脈と1本の臍静脈**が通っている
- **左右の内腸骨動脈から2本の臍動脈が出る**
- 臍動脈を通って胎盤まで血液がたどり着くと、そこで酸素と栄養を補給し、臍静脈を使って血液を心臓まで戻す
- 臍静脈は門脈の枝と交差した先で**静脈管**に名前が変わる

臍の緒の中には臍動脈が2本、臍静脈が1本、合計3本の血管が通っています。163ページで総腸骨動脈は外腸骨動脈と内腸骨動脈にわかれ、そのうち内腸骨動脈が骨盤内臓に血液を注ぐと説明しました。胎児の場合は、**左右の内腸骨動脈からそれぞれ臍動脈がわかれ出ます**

臍動脈は出生と同時に閉じちゃうんだぜ

臍動脈は臍の緒を通って胎盤まで伸び、そこで血液中に酸素と栄養を補給します。そして胎児は臍静脈を使って体内へと血液を戻します。胎児の体内の臍静脈は肝臓の下まで伸びており、肝臓の壁を通り抜けたら下大静脈へと注ぎます

ちなみに臍静脈は、肝臓にある門脈の枝と交差した後は「**静脈管**」っていう名前になるんだ

ということは「**臍静脈→静脈管→下大静脈**」のルートで心臓まで血液を戻すんだね

LESSON 4　胎児循環・リンパ管

▶ 心臓にある2つのバイパス
胎児の循環系システム
フェイタルサーキュラトリーシステム
fetal circulatory system

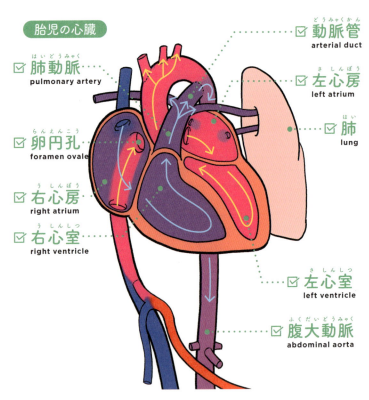

静脈から動脈への2つの迂回路

→ 迂回路①：卵円孔→左心房→左心室→大動脈弓

→ 迂回路②：右心房→右心室→肺動脈→動脈管→大動脈弓

DIGEST

- 胎児の肺は血液が通せないので、**右心房から動脈側に血液を戻すためのバイパス**が2つある
- 1つ目は右心房と左心房の間にある心房中隔に空いた穴「**卵円孔**」
- 2つ目は肺動脈と大動脈弓の間をつなぐ「**動脈管**」

～～～～～～～～～～～～～～～～

胎盤で栄養と酸素を補給した血液は、まず胎児の右心房に入っていきます。この血液を体内に循環させるために、今度は動脈側に戻さなければいけないのですが…肺を通すことはできません

お母さんのお腹の中では肺を使わないだろ？だから血液を通すシステムも機能してないんだ

それは大変だ…！ どうするの？

右心房から動脈側に血液を通すためのバイパスを2つ用意しました！ まず1つ目は**右心房と左心房の間にある心房中隔に空いた穴「卵円孔」**です。血液は「卵円孔→左心房→左心室→大動脈弓」のルートを通ります。2つ目のバイパスは、肺動脈と大動脈弓の間をつなぐ「動脈管」です。「**右心房→右心室→肺動脈→動脈管→大動脈弓**」の順番で血液を届けます

LESSON 4
胎児循環・リンパ管
fetal circulation・lymphatic vessel

2つのバイパスは出生時に閉じちゃうんだ。卵円孔は「卵円窩（62ページ）」に、動脈管は「動脈管索（186ページ）」になるぜ

243

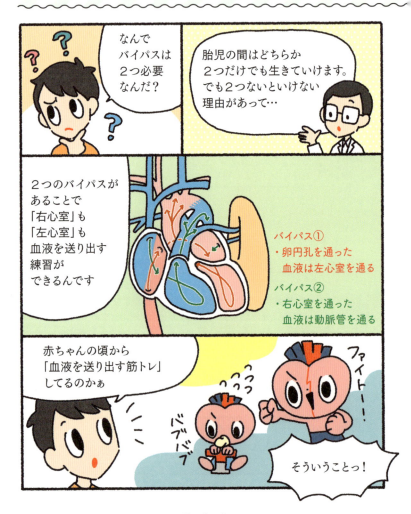

🌱 DIGEST

- **産声をあげて酸素を吸い込み肺の中に空気が入ってくると、循環系システムが切り替わる**
- 肺の中に空気が入ってくると動脈管が閉じて肺の中に血液が流れ込む。肺を通った血液は左心房に運ばれていく。その結果、左心房の圧力が高くなり卵円孔がふさがる

赤ちゃんが産まれて冷たい外気に触れると産声をあげます。このとき酸素を吸い込むので、今まで使われていなかった肺の中に空気が入り込みます。これがシステムを切り替えるための刺激となるんです

産声が切り替えスイッチになるの？

そうなんです！ まず肺に空気が取り入れられると動脈管が閉じます。すると肺の中に血液が流れ込み左心房にまで運ばれるので、左心房の血圧が高くなり卵円孔もふさがります。これで胎児だけが使用する2つのバイパスは封鎖され、成人の循環系に切り替わるというわけです

臍の緒も人為的に切るから臍動脈と臍静脈も閉じるんだ。我ながらよくできたしくみだろ？

循環系切り替えの流れ

産声をあげ外気を取り込む
↓
動脈管が閉じる
↓
肺に血液が流れて
左心房の血圧が上昇
↓
卵円孔が閉じる
↓
臍動脈、臍静脈、静脈管が
収縮して閉じる

LESSON 4　胎児循環・リンパ管

▶ 母体と胎児の協力関係で成り立つ

胎盤（脱落膜・絨毛膜）
プラセンタ（ディスィジュア／コリオン）
placenta (decidua/chorion)

胎盤の血液循環

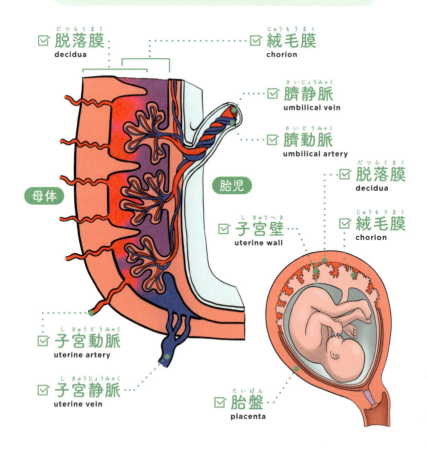

🖐 DIGEST

- 子宮壁から粘膜に伸びる血管の一部が胎盤にも枝を伸ばし、そこから胎盤へ血液を送っている
- 胎盤は **母体側の細胞組織「脱落膜」と胎児側の細胞組織「絨毛膜」** で構成されている
- 胎児は母体の血液の海の中に絨毛を差し込み物質交換を行う

胎盤は子宮の壁の内側にくっついています。子宮の壁から粘膜にまで伸びる血管の一部が胎盤にも枝を伸ばし、そこから血液を送り出しているんです。そもそも **胎盤はお母さんの細胞組織と赤ちゃんの細胞組織が合体してつくられます。母体側の細胞組織は「脱落膜」、胎児側の細胞組織は「絨毛膜」** と呼ばれます

246ページのイラストを見ると、絨毛膜が木の根のように伸びているわね。この絨毛のまわりにお母さんの血液が運ばれていくの?

そう! そして **胎児はお母さんの血液の海の中に絨毛を差し込んで物質交換を行う** んだ。両者の協力で循環系が成り立ってるってことなんだなぁ〜

じゃあ、お母さんは2人分の血液を子宮へ送らないといけないの? 大変だね…

LESSON 4 胎児循環・リンパ管 fetal circulation・lymphatic vessel

そうですね。でも子宮には普段からたくさんの血液が送られているので、心配はいりません

LESSON 4　胎児循環・リンパ管

▶ "こぼれた液体"を回収するための通路
リンパ管
リンファティック ヴェセル
lymphatic vessel

血管じゃない謎の管があるんだって!?

リンパ管とリンパ節

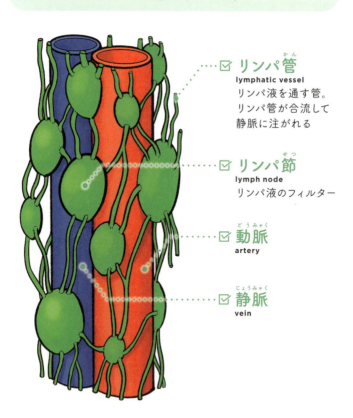

- ☑ **リンパ管**
  lymphatic vessel
  リンパ液を通す管。
  リンパ管が合流して
  静脈に注がれる

- ☑ **リンパ節**
  lymph node
  リンパ液のフィルター

- ☑ **動脈**
  artery

- ☑ **静脈**
  vein

🌱 DIGEST

- リンパ管は「**全身の毛細血管から溢れた間質液を回収する通路**」のことで、血管ではない
- 間質液には「**一度血管の外側に出てしまうと血管の中に戻せない栄養素**」が含まれているためリンパ管を経由して集めている
- 回収された**リンパ液はすべて静脈に注ぎ込まれる**

~~~~~~~~~~~~~~~~~~~~~~~~~~~~~~

リンパ管は「全身の毛細血管から溢れた液体を回収する回収路」のことです。細胞と毛細血管の間には空間があり、その大半を占めているのが「間質液」と呼ばれる水。血管では、この水を「外に押し出す力」と「内側に引っ張る力」が常に働いているので、間質液は外側と内側を行ったり来たりしています。そのやりとり中に**少しずつ血管の外に溢れてしまった間質液を回収する**のがリンパ管です

こぼれた液体をわざわざ回収するの？

そう！ なぜなら**間質液の中に含まれているタンパク質を回収する必要がある**からです。また、腸で吸収された脂肪は毛細血管に入れないので、リンパ管が回収します。一度血管の外側に出てしまうと血管の中に戻せない栄養素を、仕方なくリンパ管を経由して集めているというわけです

回収したリンパ液はどうするの？

すべて首のあたりから静脈に注ぎ込まれます。つまり心臓に戻っていくんですよ

LESSON 4 胎児循環・リンパ管

▶ 外敵を見つける強力フィルター
リンパ節・リンパ小節
リンパノード / リンフォイドノジュール
lymph node・lymphoid nodule

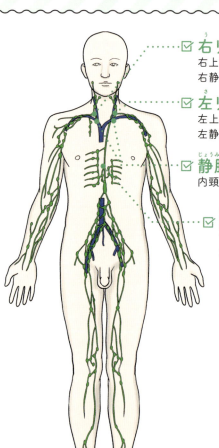

☑ **右リンパ本幹**
右上半身のリンパ液が通る。
右静脈角に注がれる

☑ **左リンパ本幹**
左上半身のリンパ液が通る。
左静脈角に注がれる

☑ **静脈角**
内頸静脈と鎖骨下静脈の合流部

☑ **胸管**
下半身のリンパ液が通る。
左静脈角に注がれる

🍀 DIGEST

- 下半身と左上半身からのリンパ液は「**胸管**」を、左右の上半身のリンパ液は「**リンパ本幹**」を通って内頸静脈と鎖骨下静脈が合流する「**静脈角**」に注がれる
- リンパ管の途中には「**リンパ節**」というフィルターが多く用意されている

下半身と左上半身からのリンパ液は「**胸管**」を上って**左側の首の静脈**に、右の上半身のリンパ液は「**リンパ本幹**」を通って**右側の首の静脈**に注ぎます。この場所は、内頸静脈と鎖骨下静脈が合流する「**静脈角**」です。静脈角は左右に2ヶ所あります

リンパ液はそのまま静脈に流しちゃって大丈夫なのか?

いい着眼点!リンパ液は血管の外側にあった液体です。バイ菌や異物が紛れ込んでいるかもしれない液体をそのまま血管に流し込んだら危険ですよね。だから**リンパ管の途中にフィルターをたくさん用意してある**んです。それが**リンパ節**です

リンパ節には免疫系の細胞がたくさん集まっているんだ。外敵から生体を防御するために絶好の場所だぜ!

また、**消化管の粘膜には「リンパ小節」があります**。リンパ節とリンパ小節がやっていることは一緒。構造と、存在する場所がちょっとだけ違うので区別されています。"小"だからといって「ちょろい」わけではありませんよ。全身にあるリンパ組織の大半が消化管の粘膜にあるリンパ小節です

ちなみに**リンパ液は静脈と同じように「筋ポンプ」で運ばれるぜ!** リンパ管にも弁がたくさんあって筋肉の収縮で圧迫されて一方向に流れていくんだ

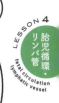

LESSON 4 胎児循環・リンパ管 fetal circulation・lymphatic vessel

LESSON 4　胎児循環・リンパ管

▶ 水を血管内に吸い込む力
膠質浸透圧
こうしつしんとうあつ
コロイドオスモティックプレッシャー
colloid osmotic pressure

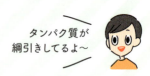
タンパク質が綱引きしてるよ～

249ページで「毛細血管からは液体が出たり入ったりしている」って話をしたよな。覚えてるか？ そのしくみを解説するぜ

まず、**液体を血管の外に押し出す力は「血圧」**です。動脈は血圧が高く静脈は血圧が低いので、動脈に近い毛細血管では押し出す力が強く働くんです

それはなんとなくイメージしやすいんだけど、水を血管の中に引っ張り込む力ってなんなの？

磁石でもあるまいし…
なんで水が引き込まれていくんだ？

そこがポイントなんです！ そもそも毛細血管の壁はタンパク質を通せないので、血管の中を通る血液にはタンパク質が含まれているけれど、血管の外側にある間質液にはタンパク質が含まれていません。つまり**タンパク質の濃度差が生じている**んです。「濃度が高い方に液体が吸い込まれる力」って聞いたことありませんか？

どこかで聞いたことあるような…

🌱 DIGEST

- 液体を血管の外に押し出す力は「血圧」。血管の内側に引き込む力は「膠質浸透圧」
- 毛細血管の壁はタンパク質を通せないため内外で濃度差が生まれ、膠質浸透圧が発生する
- 全身で毎分 2.5cc 程度溢れた水をリンパ管が回収している

~~~~~~~~~~~~~~~~~~~~~~~~~~~~~~

濃度が高い方に液体が吸い込まれる力を「浸透圧」と言います。さて、ここで濃度差をつくっている物質はなんでしょう？ そう、タンパク質という巨大分子ですよね。だから**毛細血管で生じる浸透圧は「膠質浸透圧」と呼ばれます**

あれ、タンパク質浸透圧じゃないの…？

ふふふ。昔はタンパク質のことを「膠質」と呼んでいたんです

つまり外側に押し出す原動力は「血圧」で、内側に引っ張り込む力は「膠質浸透圧」ってことだな

そう！両者の力バランスはほぼ均衡しているんだけど、ちょ〜っとだけ外に押し出す力の方が強いんだよな。だから全身で毎分 2.5cc ぐらいの水が溢れちゃうんだ。それを回収しているのが…ズバリ？

リンパ管！ってことだな！

253

あ行

ウィリスの動脈輪 208
右冠状動脈 84, 142, 144
右脚 106, 108
右鎖骨下動脈 148
右心 41, 44, 56
右心室 40, 66, 242
右心房 40, 62, 242
右線維三角 50, 102
右総頸動脈 148
右肺静脈 186
右房室口 48, 62, 66
右房室弁
　42, 48, 62, 66, 68
右リンパ本幹 250
腋窩静脈 214
腋窩動脈 212
S状結腸 191
ST 114
横隔膜 36
横行結腸 191

か行

外頸動脈 206
介在板 101
回旋枝 84
回腸 190
外腸骨静脈 179, 222
外腸骨動脈 162, 164, 218
外膜 132
下横隔動脈 154, 160
下行結腸 191
下行大動脈 140
下大静脈 176, 194, 196, 202, 204, 240
下大静脈口 62
下腸間膜静脈 194
下腸間膜動脈
　154, 157, 191
下殿動脈 221
間質液 249
冠状静脈口 62
冠状静脈洞 90, 92

冠状動脈 80, 84, 145
肝静脈 176, 182, 196
肝臓 190, 196, 198
肝動脈 196
肝門 196
期外収縮 116
気管支動脈 150, 152, 187
奇静脈 174, 194
基底膜 133
ギャップ結合 100
QRS群 114, 116
胸管 250
胸大動脈 140, 150
虚血性心疾患 88
筋性動脈 126, 133
筋ポンプ 226
頸静脈孔 210
血圧 230
血漿タンパク質 199
後交通動脈 208
後脛骨動脈 218
後室間枝 84
膠質浸透圧 252
後大脳動脈 208
硬膜 210
硬膜静脈洞 210
呼吸ポンプ 226

さ行

臍静脈 240, 246
臍動脈 240, 246
左冠状動脈 84, 142, 144
左脚 106, 108
鎖骨下静脈 170, 173, 214
鎖骨下動脈 206, 212
左鎖骨下動脈 146, 149
左心 41, 44, 56
左心室 40, 242
左心室後脈 90
左心房 40, 62, 242
左線維三角 50, 102
左総頸動脈 146, 149
左肺静脈 186
左房室口 48, 62, 66

左房室弁
　42, 48, 62, 66, 68
左リンパ本幹 250
左腕頭静脈 170
三尖弁
　42, 48, 62, 66, 68
子宮静脈 246
子宮動脈 246
子宮壁 246
刺激伝導系 104, 111, 113
櫛状筋 63
膝窩静脈 222
膝窩動脈 218
尺側皮静脈 216
尺骨動脈 212
縦隔 36
十二指腸 190
絨毛膜 246
上行結腸 190
上行大動脈 140, 142, 146
小心臓静脈 90
上大静脈 170
上大静脈口 62
上腸間膜動脈
　154, 156, 191, 195
上殿動脈 221
小伏在静脈 222
静脈
　122, 130, 133, 134, 137
静脈角 250
静脈管 241
上腕静脈 214
上腕動脈 212
徐脈 116
心外膜 74, 77
心筋梗塞 118
心筋細胞 95, 96
心筋層 74
心室 35, 56, 66
心室基底部
　48, 53, 58, 102
心室中隔 66
深静脈 169
心尖 36, 38, 58
心臓 34
心タンポナーデ 80
心底 38

254

心電図　112
腎静脈
　176, 180, 202, 204
腎動脈　154, 158, 202
心内膜　74
心嚢　78, 80
心房　35, 56, 62
心房中隔　62
心膜　76
膵臓　190
精巣静脈　181, 204
精巣動脈　154, 158, 204
線維輪　50, 102
線維性骨格　50, 53
前脛骨動脈　218
前交通動脈　208
前室間枝　84
前大脳動脈　208
総頸動脈　206
臓側板　76
総腸骨静脈　176, 178
総腸骨動脈　140, 162
僧帽弁
　42, 48, 62, 66, 68

た行

体循環　35, 83
大心臓静脈　90
大腿静脈　222
大腿動脈　163, 164, 218
大動脈　140
大動脈弓　140, 146
大動脈口　48, 66
大動脈弁　42, 48, 66, 72
大脳動脈輪　208
胎盤　238, 240
大伏在静脈　222
脱落膜　246
田原結節　107
弾性動脈　124, 133
弾性板　133
胆管　199
胆嚢　196
中心臓静脈　90
肘正中皮静脈　216

中大脳動脈　208
中副腎動脈　154, 161
中膜　132
椎骨動脈　206
T波　114
デスモソーム　98
電気的心軸　114
橈骨動脈　212
橈側皮静脈　216
動脈　122, 134, 136
動脈管　242
動脈管索　186, 243
洞房結節
　105, 106, 107, 114
動脈弁　72

な行

内頸静脈　170, 172, 210
内頸動脈　206, 208
内腸骨静脈　178, 204
内腸骨動脈
　162, 165, 204
内皮細胞　133
内膜　132
肉柱　66
乳頭筋　66, 71
脳底動脈　208

は行

肺　36
肺循環　35, 83, 188
肺静脈　186
肺動脈　186
肺動脈幹　186
肺動脈口　48, 66
肺動脈弁　42, 48, 66, 72
半奇静脈　174
半月弁　72
壁側板　76
帆状弁　68
腓骨動脈　218
皮静脈　168
脾静脈　194

脾臓　190
P波　114
頻脈　116
腹腔動脈
　154, 156, 190, 202
伏在裂孔　222
腹大動脈　140, 154, 202,
　205, 240
副半奇静脈　174
不整脈　110
プルキンエ線維　104, 108
平滑筋細胞　97, 133
平均血圧　231
臍の緒　238
房室弁　68
房室結節　106, 107, 114
房室束　106, 108

ま行

膜性部　67
脈圧　231
毛細血管　122, 128, 133
門脈　183, 194, 196, 240
門脈圧亢進症　200

や・ら・わ行

腰静脈　176, 180
腰動脈　154, 160
卵円窩　62
卵円孔　63, 242
卵巣静脈　181, 204
卵巣動脈　154, 159, 204
リンパ液　249, 251
リンパ管　248, 251
リンパ小節　250
リンパ節　248, 250
肋間静脈　174
肋間動脈　150, 152
腕頭静脈　172
腕頭動脈　146, 148

[監修]

坂井建雄（さかい・たつお）
順天堂大学保健医療学部特任教授

大阪府生まれ．大阪府立天王寺高校卒。1978年に東京大学医学部医学科卒業後、東京大学医学部解剖学教室助手を経て、1984～1986年に西ドイツ、ハイデルベルク大学にフンボルト財団の奨学生として留学。1986年に東京大学医学部助教授、1990年に順天堂大学医学部解剖学第1講座教授、2019年から現職。解剖学の学習に不可欠な解剖学の教科書・図譜を多数手がけ、『プロメテウス解剖学アトラス』全3巻（監訳、医学芸術、2007-2008）、『カラー図解人体の正常構造と機能』第3版、全10冊（総監修、日本医事新報社、2017）、『臨床のための解剖学』第2版（監訳、MEDSi、2016）、『解剖実習カラーテキスト』（医学書院、2013）、『標準解剖学』〈医学書院、2017〉など、多くの著書は明確で分かりやすい解剖学書としてとても高い人気を集めている。『人体の骨格筋 上肢』（医学書院、2021）は最新の骨格筋研究書である。医史学にも造詣が深く、『人体観の歴史』（岩波書店、2008）、『図説医学の歴史』（医学書院、2019）などを著し、日本医史学会理事長を務めている。

[マンガ・イラスト]

徳永明子（とくなが・あきこ）
イラストレーター

長野県出身、多摩美術大学卒業。イラストレーターとして様々な媒体で挿絵、漫画、キャラクターイラストなどを手がける。
http://toacco.com/

[メディカルイラスト]

阿久津裕彦（あくつ・ひろひこ）
メディカルイラストレーター、
解剖学・美術解剖学講師

博士（医学）。東京藝術大学卒業、同修士課程修了、順天堂大学博士課程修了。医学書等の解剖図作成多数。アート系・メディカル系他の教育機関等で美術解剖学や解剖学のレクチャーを行っている。自著『立体像で理解する美術解剖』（2016、技術評論社）

本文デザイン　大場君人　　校正　くすのき舎

編集協力　多聞堂（岩元綾乃）　　DTP　編集室クルー（角一作）

循環器のしくみ・はたらきゆるっと事典

2025年3月10日　第1刷発行

監修者	坂井建雄
発行者	永岡純一
発行所	株式会社永岡書店
	〒176-8518　東京都練馬区豊玉上1-7-14
電話	03（3992）5155（代表）　　03（3992）7191（編集）
印刷・製本	クループリンティング

ISBN978-4-522-43961-6 C2047
落丁本・乱丁本はお取替えいたします。
本書の無断複写・複製・転載を禁じます。